CON GRIN SUS CONOC
VALEN MAS

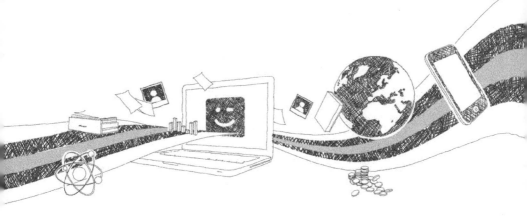

- Publicamos su trabajo académico, tesis y tesina

- Su propio eBook y libro - en todos los comercios importantes del mundo

- Cada venta le sale rentable

Ahora suba en www.GRIN.com
y publique gratis

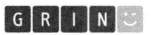

Bibliographic information published by the German National Library:

The German National Library lists this publication in the National Bibliography; detailed bibliographic data are available on the Internet at http://dnb.dnb.de .

Imprint:

Copyright © 2019 GRIN Verlag
Print and binding: Books on Demand GmbH, Norderstedt Germany
ISBN: 9783346247711

This book at GRIN:

https://www.grin.com/document/537108

Lesnier Rodríguez Acosta

Presión Intrabdominal y Complicaciones en Pacientes Postquirúrgicos por Abdomen Agudo en Sancti Spíritus

GRIN Verlag

FACULTAD DE CIENCIAS MÉDICAS "FAUSTINO PÉREZ HERNÁNDEZ"

HOSPITAL GENERAL UNIVERSITARIO "CAMILO CIENFUEGOS"
SANCTI SPÍRITUS

TÍTULO: Presión Intrabdominal y Complicaciones en Pacientes Postquirúrgicos por Abdomen Agudo en Sancti Spíritus. 2016-2019.

Autor: Dr. Lesnier Rodriguez Acosta.

2020

Autor

Dr Lesnier Rodríguez Acosta
Máster en Medicina Intensiva y Emergencias
Especialista de Primer Grado Medicina Intensiva y Emergencias.
Profesor Instructor

I
Resumen.

La peritonitis secundaria es una patología con alto índice de morbimortalidad en nuestro centro. Se realizó un estudio observacional analítico prospectivo de cohorte longitudinal con el objetivo de determinar la relación existente entre los valores de la presión intrabdominal (PIA) y la aparición de complicaciones en pacientes que ingresaron en la UCI del Hospital "Camilo Cienfuegos" de Sancti Spíritus entre enero de 2017 hasta octubre de 2018. La muestra estuvo conformada por 73 pacientes operados con 18 o más años de edad. El **24.66%** de los pacientes tenía 70 o más años, de ellos el **63.01**% eran masculinos y el **58.06%** fue operado por tumor abdominal, el **79.45%** fue operado de urgencia y del total el **61.64%** tenía una PIA grado I. El **38.35%** necesitó relaparotomía de ellos el **20.84%** con PIA grado II. El **52,05%** no presentó complicaciones mientras que de todos los casos reintervenidos el **54.79%** falleció. Por lo que podemos llegar a la conclusión que valores elevados de la PIA, especialmente con valores superiores al grado II, se relacionan con la aparición de complicaciones, la necesidad de relaparotomía y aumento de la mortalidad en los reintervenidos.

II
Agradecimientos.

Deseo expresar el más sincero agradecimiento colectivo del Servicio de Cuidados Intensivos del Hospital Docente Camilo Cienfuegos: médicos, enfermeras, técnicos de laboratorio, de radiología y electro medicina, fisioterapeuta y a auxiliares generales, que desde sus trincheras de trabajo me ayudaron en situaciones difíciles, estimulando mi ánimo en ocasiones perdido.

Al pensar que pudiese olvidar algún nombre, extiendo mi gratitud a todos los que colaboraron de una u otra forma en la culminación del presente trabajo.

Gracias

III

Dedicatoria:

A mi hija, mi mayor fuente de inspiración. A mi familia por su ayuda   y
comprensión en estas interminables noches de desvelo.

IV

INDICE

INTRODUCCION

El síndrome compartimental es una condición en la cual el aumento de la presión en un espacio anatómico confinado afecta en forma adversa la circulación y compromete la función y la viabilidad de los tejidos en él incluidos. Los términos hipertensión intraabdominal (HIA) y síndrome compartimental abdominal (SCA) han sido utilizados como sinónimos. [1]

La presión intraabdominal es el resultado de la tensión presente en el abdomen y normalmente su valor es cero o menos de cero, esta puede incrementarse ligeramente con la tos, vómitos o la defecación. [2]

En 1863 Marey fue el primero en relacionar el incremento de la Presión intrabdominal con disfunción respiratoria [1], en 1911 Emerson describió que además de los cambios respiratorios la hipertensión intraabdominal se asociaba a disfunción cardiovascular. [3] En 1913 Wendy describió a la oliguria como una complicación de la hipertensión intrabdominal. [4]

La hipertensión intraabdominal se define como el incremento de la presión dentro de la cavidad abdominal por encima de 10 cm H_2O y se clasifica en cuatro grados de acuerdo a la severidad en 10-15 cm H_2O, 16-25 cm H_2O ,26-35 cm H_2O o mayor de 35 cm H_2O. [5] La mayoría de las alteraciones fisiológicas se dan en los grados III a IV [6] y los efectos fisiológicos de la Hipertensión Intraabdominal comienzan a darse antes de que el Síndrome de Compartimiento Intrabdominal sea evidente clínicamente. [7] Se define a este último como una disfunción orgánica que se atribuye a un aumento de la Presión Intraabdominal (PIA), que clínicamente se caracteriza por distensión abdominal, incremento de la presión de inspiración en la vía aérea, aumento de la presión venosa central, hipercapnia, hipoxia y oliguria. [8] Característicamente todos estos hallazgos son reversibles al descomprimir la cavidad abdominal. Se ha observado que en la gran mayoría de casos, los efectos adversos de la Hipertensión Intraabdominal no pueden separarse de la enfermedad subyacente. [9][10]

Los cambios fundamentales en el Síndrome de Compartimiento Intraabdominal se dan a nivel cardiovascular, pulmonar, renal, esplácnico y de presión endocraneana. [11] A nivel renal Harman en 1982 y Richart en 1983 documentaron en modelos animales y en humanos la disfunción renal. Cuando la presión intrabdominal rebasa los 15 cm H_2O[3][12][13] hay compresión de las venas renales produciéndose disminución del flujo plasmático renal, disminución del filtrado glomerular y alteraciones de la función tubular con disminución en la reabsorción de la glucosa; así como incremento de la renina plasmática, de la aldosterona y proteinuria; eventos que llegan a su nivel crítico cuando la presión intrabdominal rebasa los 30 cm H_2O[14] pudiéndose observar oliguria, anuria, incremento de los productos nitrogenados, desproporción Urea/Creatinina y disminución en la depuración de creatinina. La PIA debe ser expresada en mmHg (1 mmHg. = 1,36 cm H_2O [15] La presión abdominal puede ser medida en forma indirecta a través de la determinación de las presiones intravesical o intragástrica. [16] La vejiga actúa como un diafragma pasivo cuando su volumen se encuentra entre 50 y 100 ml. [17][18] La determinación de la presión intravesical se puede realizar en forma sencilla a la cabecera de la cama. Con el paciente en posición supina, y con la sonda de Foley clampeada, se instilan a través de ésta no más de 25 ml. de solución salina en la vejiga, mediante la punción con una aguja N° 18. La aguja se conecta a través de una llave de tres vías a un catéter que se coloca en posición vertical. [18][19][20] El cero de referencia se encuentra a nivel de la línea medioaxilar, y la altura de la columna de agua por encima de este punto representa la presión intraabdominal en centímetros de agua. [21][22] En pacientes con vejiga neurogénica o muy retraída la medición no es confiable. [23] La posición del cuerpo es importante. La colocación del paciente en diferentes posiciones produce efectos significativos sobre la PIA. La evaluación de la PIA debe ser realizada siempre en la posición supina completa. [24] La posición con la cabeza elevada aumenta significativamente la PIA, [1] [24] siendo este efecto más pronunciado en los pacientes obesos. La presión intraabdominal también se puede determinar con una columna de agua a partir de una sonda nasogástrica. [25] La distancia entre la columna de agua y la línea medio axilar es equivalente a la presión abdominal en centímetros de agua. Recientemente se ha descrito un método totalmente automatizado para la medición de la PIA que evita los errores de los métodos anteriores. El catéter de PIA está adjunto a la sonda vesical. [26] El transductor de presión, el dispositivo electrónico y el destinado a llenar la bolsa están integrados en el monitor de PIA. La validación inicial en pacientes en UTI y en cirugía laparoscópica demuestra una adecuada correlación con las medidas estándar de presión intrabdominal. [27]

El Síndrome Compartimental Abdominal se puede desarrollar en cualquier evento agudo o crónico que incremente el volumen de la cavidad intraabdominal. Cuando nos encontramos ante un incremento progresivo los cambios son más sutiles producto de la adaptación del organismo, esto puede observarse en los pacientes con ascitis de cualquier etiología, tumores retroperitoneales, diálisis peritoneal ambulatoria e incluso el embarazo. [28]

La medición transuretral de la Presión Intraabdominal resulta ser un método confiable, fácil de realizar, poco invasivo y no requiere equipos complejos para su implementación. Fue descrito originalmente por Irving Kron y colaboradores en 1984 y es la técnica aceptada internacionalmente para la medición de la presión intrabdominal. [29]

La búsqueda de complicaciones posoperatorias agudas en el interior del abdomen, constituye un desafío singular para el médico por lo difícil de establecer un diagnóstico preciso en ese período, pues el examen físico después de una laparotomía está lleno de incertidumbre debido a que los signos físicos fundamentales sugestivos de cuadro abdominal agudo: sensibilidad dolorosa y rigidez, se encuentran presentes normalmente a causa del dolor de la incisión y la irritación peritoneal, propias de la manipulación de los tejidos abdominales, [30][31] a esto se le añade en las primeras horas de la cirugía los efectos de la anestesia que atenúan no solo el dolor del paciente, sino también las reacciones fisiológicas a la hipovolemia y la hipoxia. Las reservas fisiológicas de que dispone el paciente para reaccionar a una complicación aguda están disminuidas por lo que es susceptible a progresar a una septicemia, SRIS, shock y muerte del paciente. [32][33][34]

En Cuba, se realizó un estudio de serie de casos de 286 pacientes laparotomizados que ingresaron en la Unidad de Cuidados Intensivos del Hospital General «Vladimir Ilich Lenin» (Holguín), entre el 4 de marzo de 1999 y el 29 de enero del 2003. La presión intrabdominal en los pacientes complicados fue de 14,94 ± 4,88 cm H_2O, mientras que en los pacientes que no tuvieron complicaciones fue de 11,67 ± 4,63 cm H_2O (F = 31,4948; p < 0,05). Hubo 94 fallecidos (32,8 %) y su presión intrabdominal fue de 14,22 ± 5,18 cm H_2O [35]

En la UCI del Hospital General Provincial "Camilo Cienfuegos" de Sancti Spíritus en el período comprendido entre enero-diciembre de 2017 de un total de 42 pacientes operados vía abdominal, el 61,90% tenía una PIA grado I, el 47,61% necesitó relaparotomía, el 55% de ellos con PIA grado II, el 52,23% no presentó complicaciones, en el 60% de los reintervenidos se normalizó la PIA después de esta, el 65% de los reintervenidos falleció cifra que continua alta, al compararla con la literatura nacional e internacional por lo que todavía representa un azote en los servicios de cirugía y cuidados intensivos. [2][35] Esta situación se ha analizado en los Comités de mortalidad, y en el Comité de evaluación del proceso asistencial, y constituyó la **situación problema** que motivo este estudio.

Problema científico:

¿Cómo se comporta la presión intrabdominal en los pacientes postquirúrgicos y su papel en el diagnóstico precoz de complicaciones en los servicios de Cuidados Intensivos del Hospital Universitario Camilo Cienfuegos de Sancti Spíritus, desde el 1 de enero del 2017 hasta el 1 de diciembre del 2018?

Justificación del estudio

Al profundizar en la medición de la presión intrabdominal, y las complicaciones asociadas a su incremento, permitirá conocer el comportamiento de la entidad en este medio y definir estrategias que lleven de la mano la investigación científica, la asistencia médica y la docencia; garantizando la integración entre los diferentes servicios de atención de salud del hospital para enfrentar un problema cuya solución requiere de tratamiento médico y quirúrgico especializado.

Objeto de estudio

El comportamiento de la presión intrabdominal y su relación con las complicaciones postquirúrgicas.

Campo de acción.

Las características clínicas, quirúrgicas y la medición de la PIA, así como su papel en las complicaciones de los pacientes operados por vía abdominal en la UCI del Hospital General Docente "Camilo Cienfuegos" de Sancti Spíritus desde el 1 de enero del 2017 hasta el 1 de diciembre del 2018.

OBJETIVOS:

OBJETIVO GENERAL: Determinar los valores de la presión intrabdominal (PIA), y relacionarlo con las complicaciones encontradas en los pacientes postquirúrgicos, que ingresaron al área de UCI del Hospital Camilo Cienfuegos.

OBJETIVOS ESPECÍFICOS

1. Caracterizar la muestra según sexo, edad, diagnóstico primario, tipo de cirugía realizada.

2. Determinar los grados de PIA encontrados en los pacientes postquirúrgicos que ingresaron al área de UCI del hospital general Camilo Cienfuegos.

3. Relacionar los grados de PIA con las complicaciones encontradas y la necesidad de reintervención quirúrgica.

4. Determinar la relación entre los niveles de PIA y el índice de mortalidad de la serie estudiada.

Para dar salida a los objetivos propuestos se elaboran una serie de **preguntas científicas** que ayudaran en el proceso investigativo.

1. ¿Cuáles son las características de la edad, el sexo, el diagnóstico primario, y el tipo de cirugía realizada?

2. ¿Cómo se comportaron los niveles de PIA en los pacientes estudiados?

3. ¿Cuál fue la relación de los niveles de PIA, con las complicaciones encontradas?

4. ¿Cuál fue la relación entre los valores de la presión intrabdominal (PIA) y la mortalidad en la serie estudiada?

Hipótesis:

Con la implementación de la medición de la PIA se podrá proponer un plan de tratamiento precoz en pacientes postquirúrgicos, disminuyendo las complicaciones y el índice de mortalidad.

En la investigación se utilizan variables dependientes e independientes

Variables dependiente: Presencia de una cirugía abdominal previa.

Variables independientes: Edad, sexo, diagnóstico primario, tipo de cirugía realizada. , niveles de PIA, complicaciones, necesidad de reintervención e índice de mortalidad.

Los Métodos utilizados corresponden con los niveles:

Nivel teórico

Análisis y síntesis: posibilitará conocer la situación actual del problema después de realizar un análisis detallado de lo descrito por numerosos autores y extractar lo novedoso de sus estudios.

Histórico -lógico: para realizar el análisis del surgimiento, desarrollo y evolución de la medición de la PIA como predictor de complicaciones postquirúrgicas

Inducción-deducción: los razonamientos inductivos deductivos posibilitan que a partir de elementos particulares relacionados con la enfermedad se arribaran a generalidades.

Enfoque sistémico: con el objetivo de lograr la interacción entre los diferentes elementos que de manera ordenada conforman las acciones que tienen un nivel de salida en la descripción sobre el manejo de la presion intraabdominal que se propone.

Nivel empírico–experimental

Análisis de documentos (Historias clínicas) para extraer la información necesaria mediante un modelo de recolección que se confeccionará para tales fines.

La observación científica para la constatación del problema.

La consulta a expertos para evaluar la propuesta de la descripción sobre el comportamiento medicion de al PIA en el postoperatorio .

Nivel matemático.

Análisis porcentual: Permitirá analizar el comportamiento de los pacientes con dicha patología en el área objeto de estudio y arribar a las conclusiones de la investigación.

Novedad Científica

La novedad científica que plantea la investigación es determinar la relación entre cifras elevadas de la PIA y la ocurrencia de complicaciones en pacientes laparotomizados por diferentes causas que necesitan manejo en la UCI, lo que podría servir para la toma de futuras y oportunas decisiones, así como estimular la senda investigativa en torno a esta temática.

Aporte Práctico

Permitirá establecer el diagnóstico oportuno y precoz de complicaciones en estos pacientes cuando se detectan cifras de PIA iguales o superiores a 12 mmHg, lo que ofrecerá la oportunidad de un manejo adecuado de las mismas, permite realizar las rectificaciones terapéuticas que lleven a mejorar los índices de sobrevivencia, fortaleciendo así, a la par de lo aprendido teóricamente, el trabajo diario con estos pacientes.

CAPÍTULO 1. MARCO TEÓRICO CONTEXTUAL DE LA INVESTIGACIÓN: FUNDAMENTOS TEÓRICOS DEL PROBLEMA CIENTÍFICO

El síndrome compartimental es una condición en la cual el aumento de la presión en un espacio anatómico confinado afecta en forma adversa la circulación y compromete la función y la viabilidad de los tejidos en él incluidos. [35]

El reconocimiento del SCA no deberá ser difícil. En todo enfermo que tenga factores de riesgo como: trauma abdominal y pélvico complejo, con o sin hemoperitoneo importante, intervenciones quirúrgicas complejas y prolongadas tales como transplantes hepáticos o renales, edema e isquemia intestinal, íleo gástrico y/o intestinal, hemorragia intraabdominal no controlada, reanimación hídrica vigorosa, ascitis a tensión, cierre a tensión de pared abdominal, reducción de hernias voluminosas, empaquetamiento hepático y abdominal, etc., [5][36][37][38] debe sospecharse una HIA y el desarrollo de un SCA. A esto se suman otros elementos clínicos tales como abdomen distendido y tenso, una oliguria progresiva a pesar de volumen cardíaco minuto adecuado, hipoxemia con aumento progresivo de las presiones en la vía aérea, etc. En estos casos debe hacerse una monitorización estrecha y continúa de la PIA dado que el diagnóstico temprano y tratamiento oportuno disminuye la morbimortalidad asociada a esta entidad. [39]

La presión intrabdominal (PIA) es un parámetro más en el manejo de pacientes quirúrgicos graves y complejos. [40] Se utiliza por los cirujanos que atienden urgencias desde los años 80 y ha cobrado seguidores en los terapistas por su elevada sensibilidad y especificidad, y su elevación se relaciona con hipertensión intrabdominal y síndrome de compartimento abdominal, este último asociado con incremento significativo en la morbilidad y mortalidad. [41]

El criterio de que el compartimiento de la cavidad abdominal puede ser considerado como simple y que cualquier cambio en el volumen de su contenido puede elevar la presión intraabdominal (PIA) no es nuevo. Desde el siglo XIX los médicos comenzaron a notar las alteraciones que producía en los pacientes graves un aumento de la PIA, [42] [43] así tenemos que ya, en 1863 Marey relacionó los aumentos de la PIA con disfunción respiratoria. [2] *Emerson* en 1911, *Wagner* en 1926 y Overholt en 1931 fueron los primeros en medir con éxito la PIA en seres humanos y en relacionar sus cifras con la clínica de sus pacientes. [44] [45] Wendt en 1913 fue pionero en relacionar la oliguria con los aumentos de la PIA y el primero en designar un nombre para esta entidad (aún no bien definida): síndrome de hipertensión intrabdominal. [46]

Por aquellos tiempos, se le prestó poca atención a los efectos deletéreos de los aumentos de la PIA y pasaron varias décadas viendo como muchos enfermos graves morían sin realizársele ningún proceder quirúrgico de los que ya estaban descritos en esa época.

Actualmente, el hecho de que la elevación de la PIA pueda dañar órganos y alterar sus funciones está bien definido y por tanto, está recibiendo la atención que merece.

En 1984 *Kron* y *Harman* comunican la primera serie clínica con la medición de la PIA a través de un catéter transvesical, se establecen las indicaciones para la descompresión abdominal y se introduce el concepto de síndrome compartimental abdominal (SCA). El síndrome compartimental abdominal puede ser definido como la consecuencia adversa fisiológica que ocurre como resultado de un incremento agudo de la PIA. [47] [48] [49]

La conferencia internacional de consenso sobre HIA/SCA, celebrada en Noosa (Queensland, Australia) en el 2004, marca un antes y un después, ya que se unifican los criterios de concepto, diagnóstico y tratamiento de estos pacientes, lo que permite hablar el mismo idioma y poder contrastar los resultados. [50]

Antes de proceder al desarrollo y explicación de este trabajo queremos dejar plasmadas las definiciones antes mencionadas, que fueron tomadas por consenso y aprobadas en la reunión de la Sociedad Mundial del Síndrome Compartimental Abdominal (WSACS en Inglés), celebrada en 2007. [51]

Definiciones

1) La presión intraabdominal (PIA) es la presión oculta dentro de la cavidad abdominal.

2) PPA= PAM-PIA. Donde PAM significa presión arterial media y PPA presión de perfusión abdominal.

3) GF= PFG PTP= PAM 2 X PIA. Donde GF significa gradiente de filtrado, PFG presión de filtrado glomerular y PTP presión tubular proximal.

4) La PIA debe ser expresada en milímetros de mercurio (mmHg) y medida al final de la espiración, en posición supina completa luego de asegurarse de que no existe contractura de la musculatura abdominal y tomando como línea 0 la línea axilar media.

5) La referencia estándar para la medición intermitente de la PIA es a través de la vejiga con un volumen de instilación máxima de 25 mL de solución salina estéril.

6) La PIA normal es entre 5-7 mmHg aproximadamente en adultos críticamente enfermos.

7) La hipertensión intraabdominal (HIA) se define como una elevación patológica sostenida o repetida de la PIA igual o por encima de 12 mmHg. [52]

Presión Intrabdominal

El abdomen es una cavidad cerrada con paredes rígidas (arcos costales, columna vertebral y pelvis) y flexibles (pared abdominal y diafragma). La elasticidad de sus paredes y su contenido determinan la presión dentro del abdomen. La presión intraabdominal es un estado fijo de presión dentro del abdomen, la cual puede aumentar durante la inspiración (contracción del diafragma) y disminuir en la espiración (relajación del diafragma). [53]

La presión intraabdominal es aquella confinada dentro de la cavidad abdominal. Presenta variaciones con la respiración, pero en condiciones normales fluctúa alrededor de 5 mmHg y en adultos críticamente enfermos de 5-7 mmHg, mientras que en los obesos y embarazadas se considera como normal una PIA de 9-14mmHg. Debe estar expresada en mmHg (1 mmHg: 1.36 cm H_2O) y medida al final de la espiración con el paciente en posición supina y las contracciones musculares abdominales ausentes; el transductor de presión debe estar ubicado en la línea axilar media. [5][15][54] La PIA se modifica directamente por el volumen de los órganos sólidos, vísceras huecas, ascitis, sangre o lesiones ocupativas de espacio (tumor o útero grávido) o condiciones que limitan la expansión de la pared abdominal. [55]

Presión de Perfusión Abdominal.

El concepto de PIA ha llevado al desarrollo evolutivo del concepto de presión de perfusión abdominal (PPA), análogo al concepto de presión de perfusión cerebral, y que según autores como Cheatham [5] y colaboradores, predice mejor que la PIA la supervivencia de los pacientes afectos de HIA o SCA y también mejor que otros indicadores como el lactato arterial, el pH, el exceso de base y el gasto urinario. [13] [21] [56]

La presión de perfusión abdominal se obtiene de la diferencia de la presión arterial media y la presión intraabdominal. En múltiples estudios de regresión logística la presión de perfusión abdominal es superior a otras metas de resucitación, incluidos el pH arterial, déficit de base, lactato arterial y gasto urinario. El objetivo es mantener una presión de perfusión abdominal igual o mayor de 60 mmHg que ha demostrado una correlación de supervivencia en la hipertensión intrabdominal y síndrome compartimental abdominal. [57]

Fisiopatología

La cavidad abdominal y el retroperitoneo se comportan como compartimentos herméticos y cualquier cambio en el volumen de su contenido puede modificar la PIA. La pared abdominal tiene una compliance limitada y la relación presión-volumen abdominal es curvilínea, de forma que a niveles bajos de volumen la relación es lineal, pero cuando se alcanza un volumen crítico existe un incremento exponencial de la presión. [58] La pared abdominal, con su amplia área peritoneal, puede absorber grandes cantidades de líquido, pero si existe inflamación o un exceso de aporte va a responder generando un exudado o

21

trasudado, con aumento del volumen y la PIA. El edema de la pared abdominal puede contribuir también a disminuir su compliance. [59][60]

Cuando el volumen del contenido peritoneal se incrementa la presión también lo hace, en forma proporcionalmente directa. La consecuencia de esta elevación es una caída en las perfusiones hepática, esplácnica y renal, por compresión de los lechos vasculares de estos órganos. La hipertensión intrabdominal es transmitida a los espacios pleurales y pericárdico elevándose la presión yuxtacardíaca, impidiendo de esta forma el llenado ventricular. [61] La presión intrabdominal aumentada eleva también la post-carga del ventrículo izquierdo y redistribuye el flujo sanguíneo lejos del abdomen. Las consecuencias hemodinámicas de este efecto son una caída en el gasto cardíaco con presiones elevadas de la aurícula derecha y de la presión capilar pulmonar. También puede causar una disminución en la presión cerebral de aspersión. [62] Por consiguiente, el SCA debería ser reconocido como una causa posible de descompensación en cualquier paciente críticamente herido.

Los problemas comienzan en el órgano con la compresión directa, los sistemas vacíos como el tracto intestinal y el sistema porta-cava colapsan bajo la presión alta. [65] Los efectos inmediatos como trombosis o el edema de la pared del intestino son seguidos por la translocación de productos bacterianos, conduciendo a la acumulación adicional de fluidos, que aumenta aún más la PIA. Como la presión aumenta, el SCA deteriora no solo a los órganos viscerales sino que también el cardiovascular y los sistemas pulmonares. [32] [64] [65]

Recientemente, se ha sugerido que, además de estos mecanismos físicos, la isquemia intestinal secundaria a la HIA y el aumento de la permeabilidad de la barrera intestinal, favorecerían la translocación bacteriana y la liberación de mediadores inmunoinflamatorios a partir del tracto gastrointestinal (TGI) contribuyendo al desarrollo de un síndrome de disfunción de múltiples órganos (SDMO). [66]

Sin embargo, recientemente se ha sugerido que, simultáneamente, se ponen en marcha una serie de agentes endógenos inmunoinflamatorios que, originados en el TGI, participarían en la lesión tisular tanto a nivel local como a distancia. Es decir, que independientemente de la isquemia secundaria al descenso del flujo sanguíneo o al efecto directo de la HIA sobre los distintos órganos, se generarían a partir del propio intestino una serie de mediadores inflamatorios que serían, al menos en parte, los causantes del SDMO que se presenta en las fases más tardías del SCA [67]

Este proceso se inscribiría dentro de lo que se conoce como teoría del segundo golpe: con un primer golpe, en forma de traumatismo grave, sepsis o choque, prepara al TGI para que un segundo, representado por el desarrollo del propio SCA, el mantenimiento o empeoramiento de la isquemia, o la aparición de la lesión isquemia-reperfusión, desencadene la inflamación del endotelio y del epitelio intestinal con aumento de la permeabilidad y el edema de la pared. El edema, a su vez, incrementa el grado de hipoperfusión conduciendo a un círculo vicioso en el que la HIA se perpetúa y da lugar a una hiperrespuesta inflamatoria que, si es suficientemente severa y mantenida, produce un aumento generalizado de la permeabilidad capilar. [68]

Factores de Riesgo y Causas de Hipertensión Intraabdominal

Originalmente se pensó que la HIA era típica del paciente quirúrgico; actualmente se reconoce que puede ocurrir en una amplia gama de condiciones médicas y quirúrgicas.

Factores de Riesgo

➤ Disminución del rendimiento de la pared abdominal

   ✓ Insuficiencia respiratoria aguda

   ✓ Ventilación mecánica

   ✓ Uso de PEEP o la presencia de auto-PEEP

   ✓ Cirugía abdominal (vascular, de compartimentos abdominales estrechos)

   ✓ Traumatismo grave

   ✓ Decúbito prono, cabecera de la cama > 30°

   ✓ Alto índice de masa corporal, obesidad central

   ✓ Neumonía basal

   ✓ Hemoperitoneo

   ✓ Quemaduras con escaras abdominales

➤ Aumento del contenido intrabdominal

   ✓ Gastroparesia

   ✓ Distensión gástrica

   ✓ Íleo

   ✓ Vólvulo

   ✓ Seudoobstrucción colónica

   ✓ Tumor abdominal

   ✓ Hematoma retroperitoneal de pared abdominal

   ✓ Alimentación enteral

- ✓ Tumor intraabdominal o retroperitoneal

- ✓ Laparotomía de control de daños

➤ Relacionado con colecciones (sangre, líquidos, aire)

- ✓ Disfunción hepática con ascitis

- ✓ Infección abdominal (pancreatitis, peritonitis, abscesos)

- ✓ Hemoperitoneo

- ✓ Neumoperitoneo

- ✓ Laparoscopia con excesivas presiones de inflación

- ✓ Traumatismo grave

- ✓ Diálisis peritoneal

➤ Fuga capilar/reanimación hídrica

- ✓ Acidosis (pH < 7,2)

- ✓ Hipotensión

- ✓ Hipotermia (temperatura corporal < 33)

- ✓ Politransfusión (10 U de sangre/24 h)

- ✓ Coagulopatía (plaquetas < 55.000/mm3 o tiempo de protrombina > 15 s o tiempo parcial de tromboplastina > 2 veces superior a la normal o razón internacional > 1,5

- ✓ Reanimación masiva con líquidos (> 10 l cristaloide/24 h, con fuga capilar y balance positivo)

- ✓ Pancreatitis

- ✓ Oliguria

- ✓ Sepsis

- ✓ Traumatismo y/o quemaduras graves[69]

En la UCI, las principales causas que conducen a HIA y SCA son la sobrecarga de volumen, la sepsis abdominal y la obstrucción intestinal.

Efecto del aumento de la presión intrabdominal sobre la función de los diferentes órganos y sistemas [70]

Si bien la HIA y su caso extremo, el SCA, afectan a todo el organismo, generalmente sus síntomas comienzan por un sistema, que en la mayoría de los casos es el renal o el gastrointestinal. A medida que se desarrolla el SCA si no se da tratamiento, aparecen las manifestaciones de máxima gravedad, con colapso respiratorio y cardiovascular [71]

A) Renal: La hipertensión intraabdominal se ha asociado con alteración de la función renal desde hace más de 150 años. Cuando la PIA rebasa los 15 mmHg hay disminución del flujo plasmático renal, disminución de la filtración glomerular y alteraciones de la función tubular con disfunción en la reabsorción de glucosa. La compresión de las venas renales produce disminución del flujo sanguíneo renal y de la filtración glomerular, así como incremento de la renina plasmática, de la aldosterona, liberación de mediadores proinflamatorios y proteinuria, eventos que llegan a su nivel crítico cuando la presión intrabdominal rebasa los 30 mmHg. Desde el punto de vista clínico se observa oliguria, anuria, incremento en los niveles de azoados con desproporción urea/creatinina y disminución en la depuración de creatinina. [72]

B) Pulmonar: El incremento de la PIA provoca un aumento de las presiones de la vía aérea junto con disminución de la capacidad residual funcional, reducción de la compliance total del sistema respiratorio (sobre todo, de la compliance de la pared torácica), aumento del espacio muerto y de la derivación intrapulmonar. Lo anterior se traduce en un alto riesgo de desarrollar atelectasias, hipoxemia e hipercapnia. El aumento de la presión pleural y de la presión pico inspiratoria y la disminución de la distensibilidad pulmonar ocurre a partir de valores de PIA de 15 mmHg. [72] [73]

C) Cardiovascular: El aumento de la PIA desplaza el diafragma, con el aumento consecuente de la presión intratorácica (PIT) entre el 20 y el 80% (se ha reportado que la presión intratorácica es la mitad de la PIA). El aumento de la PIA da lugar a la disminución de la precarga (el efecto mecánico directo de la PIA sobre la vena cava inferior y la vena porta provoca una disminución del retorno venoso), y aumento de la poscarga (consecuencia de la elevación de las resistencias vasculares sistémicas debido al efecto mecánico que ejerce la PIA sobre los vasos y la respuesta adrenérgica que se desencadena por la reducción del gasto cardíaco); a su vez, el aumento de la PIT comprime directamente el corazón, reduciendo la distensibilidad ventricular y la contractilidad. Estos efectos se producen a niveles de PIA tan bajas como 10 mmHg. [72] [73] La HIA produce un aumento de la PVC y la PCP, disminución del retorno venoso, hipoperfusión generalizada e incremento, en fases iniciales de las resistencias vasculares y reducción del gasto cardíaco. Esto origina disminución en el aporte de oxígeno que, si no es compensado, incrementa aún más la deuda de oxígeno que puede llevar al paciente a disfunción orgánica múltiple; cuando la presión rebasa los 40 mmHg, hay disminución hasta de un 36 % del gasto cardiaco, lo cual se traduce en una grave hipoperfusión esplácnica con disminución hasta de un 61 % en el flujo intestinal y renal. [18] [55] [74] El desplazamiento caudocefálico del diafragma y la transmisión abdomino-torácica de la PIA, provoca un aumento de las presiones intratorácicas y compresión cardiaca. [74][75]

D) Sistema Nervioso central: El aumento de la PIA puede provocar un incremento de la presión intracraneal (PIC), con reducción de la presión de perfusión cerebral (PPC). [75] El aumento de la presión intratorácica produce un descenso del retorno venoso intracerebral, con congestión venosa y edema. Sin embargo, recientemente se ha descrito una posible relación entre los cambios en la PIC y la PPC asociados a la HIA y la presencia de isquemia del SNC mediada por citoquinas, con aumento de niveles de interleuquina-6 (IL-6) y factor de necrosis tisular-α (TNF-α). La disminución de la presión de perfusión cerebral en relación a la caída del gasto cardiaco agrava el fenómeno y amplifica el daño neuronal. En el paciente politraumatizado con lesiones abdominales y cerebrales concomitantes, el aumento de la PIA desde 4 mmHg hasta 15 mmHg produce un rápido incremento de la PIC de 10 hasta 16 mmHg. [76]

E) Gastrointestinal, Hepático y Flujo Esplácnico: La HIA reduce el flujo portal y de la arteria hepática, tronco celíaco y arteria mesentérica superior, altera la función mitocondrial y reduce el aclaramiento de lactato a nivel hepático. El principal efecto negativo de la HIA es, sin embargo, la reducción del flujo sanguíneo en la mucosa intestinal, con isquemia y descenso del pH intramucoso gástrico (pHi). La mucosa Intestinal es muy sensible a la hipoxia y como consecuencia de la HIA se producen en ella fenómenos isquémicos. La disminución en la perfusión de la mucosa intestinal se ha asociado a translocación bacteriana y a un incremento en la producción de radicales libres de oxígeno, fenómenos que pueden llevar a la respuesta inflamatoria sistémica y predisponen al desarrollo de una disfunción orgánica múltiple. [34]

Sobre la pared de todo el tracto gastrointestinal se produce isquemia por reducción del flujo sanguíneo mesentérico, con presiones intra-abdominales de apenas 10 mm Hg. [75]

En el intestino produce el síndrome de distrés intestinal agudo (SDIA). El SDIA es una forma de disfunción del TGI donde el tubo digestivo responde de una forma inespecífica frente a agresiones de diferente naturaleza, como es el caso del SCA. Se produce una pérdida de la función de barrera del intestino, con translocación de bacterias, de endotoxina y antígenos bacterianos, al menos hasta la lámina propia y nódulos linfáticos mesentéricos, una alteración de la composición y de las funciones de la microbiota y una hiperrespuesta del sistema inmune intestinal. El intestino se convierte en una fuente de mediadores, que alcanzan el resto del organismo a través del sistema linfático y activan las cascadas inflamatorias responsables del síndrome de hiperpermeabilidad capilar, de la alteración de la función mitocondrial, la apoptosis y la muerte celular. [76] [77] [78]

El órgano más vulnerable a la HIA es el hígado. En él se observa una disminución significativa del flujo arterial con valores de PIA tan bajos como 10 mm Hg. Con 20 mm Hg se reduce significativamente el flujo portal. El flujo hepático también se ve comprometido indirectamente por la reducción del gasto cardíaco observado en estos casos. También se ha documentado reducción del flujo sanguíneo pancreático y esplénico. [79]

F) Deterioro de la Pared Abdominal: La HIA reduce la perfusión sanguínea de los músculos de la pared, lo que crea un ambiente de isquemia y edema parietal, aumenta la rigidez de la pared, disminuye su adaptabilidad (compliance) y agrava aún más la HIA, el riesgo de infección de la herida operatoria y el desarrollo de una evisceración. [80]

Estas consecuencias fisiopatológicas que ocurren en los distintos órganos que conforman la anatomía humana constituyen elementos en la génesis del síndrome de disfunción múltiple orgánica (SDMO), presente en la fase tardía del SCA no tratado. [81] [82]

El Síndrome Compartimental Abdominal (SCA) debe sospecharse en aquellos pacientes con un abdomen tenso, distendido, con PIA elevada quienes cursan con signos de bajo gasto cardíaco, aumento de la presión en la aurícula derecha y de la presión capilar pulmonar , hipoperfusión hepática, hiperbilirrubina, acidosis metabólica y láctica, oligoanuria, hipoperfusión esplácnica (aumento del PCO_2 intramucosal por tonometría gástrica), aumento del trabajo respiratorio, aumento de la presión pico y ocasionan en pacientes ventilados mecánicamente, hipoxemia progresiva e hipercapnia. Puede haber edema en miembros inferiores y tendencia a la trombosis venosa profunda. [83]

Métodos para medición de la presión intrabdominal

Métodos directos de medición de la PIA. Se utilizan para ello cánulas metálicas, agujas de amplio calibre y catéteres peritoneales, los cuales son insertados dentro de la cavidad abdominal y conectados a un manómetro de solución salina, similar a como se realiza la medición de la PVC, o a un transductor electrónico. En cirugía laparoscópica el insuflador de CO_2 mantiene un monitoreo automático continuo de la PIA. [1] El método directo tiene la ventaja de ser fidedigno y su valor no es afectado por el estado de la víscera utilizada para la toma indirecta de la PIA. [7] [21] [75] Comparte las complicaciones de toda introducción de un catéter en la cavidad abdominal, además, tiene el inconveniente de que en presencia de distensión abdominal no se debe aplicar este método por el riesgo que presupone de lesión de vísceras. [2] [3] [35]

Métodos indirectos de medición de la PIA:

- *Presión de la vena cava inferior:* Fue la primera técnica usada, se introducía para ello un catéter a través de la vena femoral. Aunque la lectura de la presión es fidedigna, se dejó de usar por ser una técnica invasiva, asociada a trombosis venosa, hematoma retroperitoneal e infección.

- *Presión intragástrica:* La presión intragástrica se aproxima a la presión medida en la vejiga urinaria, esta técnica, aunque no invasiva y prácticamente carente de efectos colaterales tiene el inconveniente de que en ocasiones se deben aportar volúmenes líquidos muy superiores para compensar las fugas a través del píloro. La PIA puede ser medida por manometría, a través de una sonda nasogástrica o una gastrostomía. Se infunden de 50 a 100 mL de agua y se conecta el extremo de la sonda nasogástrica a un manómetro de agua o solución salina el cero de la escala debe ser colocado a nivel de la línea axilar media. También se podría utilizar un manómetro de lectura electrónica si se dispone de él. Existe también en el mercado internacional, pero de muy elevado coste, el catéter intragástrico de Tecoflex® de 3 mm de diámetro externo de fabricación alemana, cuya luz comunica con un balón distal. Su extremo proximal se conecta a un monitor de presión con hardware electrónico que, tras rellenar el balón de aire con un volumen total de 0,05 a 0,1 mL y ajustar automáticamente el cero cada hora, mide a tiempo real y registra gráficamente la PIA. [3] [5] [81]

- *Presión intravesical:* La vejiga urinaria se comporta como un diafragma pasivo cuando su volumen es de 50 a 100 mL. Esta técnica fue descrita por *Kron* en 1984 y en estos momentos es el procedimiento de elección. [1] [3] [15] [64] El paciente se coloca en decúbito supino, se toman las medidas de asepsia y antisepsia. Vaciamos la vejiga una vez cateterizada con una sonda Foley 16 o 18 F, luego se introducen (en nuestro medio y según la técnica original), de 50 a 100 mL de solución salina 0,9 % y se conecta a un manómetro de agua. El punto cero es la sínfisis del pubis, que coincide aproximadamente con la línea axilar media, la altura de la columna de agua por encima de ese punto representa la PIA en centímetros de agua (cm de H_2O). [1] [2] [3] [14] Debe prestarse especial atención al detalle de que debe hacerse la medición al final de la espiración, con el paciente en decúbito supino y asegurarse de que no haya contractura de la pared abdominal. Una vejiga neurogénica o pequeña puede proporcionar falsos positivos. [63] Actualmente, como ya hemos visto, entre los consensos de la WSACS, se recomienda el uso de 25 mL de solución salina 0,9 % estéril para el llenado de la vejiga urinaria en lugar de los 50 a 100 mL que se emplean en las Unidades de Cuidados Intensivos de nuestro país, donde por demás, se continua midiendo la PIA en cm H_2O. En la práctica clínica diaria, teniendo en cuenta las diferencias de métodos indirectos al medir la PIA debemos conocer que 1 mmHg= 1,36 cm H_2O. [73]

El método validado para medición de la presión intraabdominal, de acuerdo con las guías del consenso de la Sociedad Mundial de Síndrome Compartimental Abdominal, es vía vesical debido a su fácil implantación y bajo costo. La presión intraabdominal debe medirse al final de la espiración en posición supina después de asegurarse que la contracción de los músculos abdominales esté ausente y con el transductor en cero a nivel de la línea media axilar en la cresta iliaca después de la aplicación de un volumen máximo de 20 a 25 mL de solución salina. [11] [13] [73] [75]

La medición debe realizarse en forma intermitente cada 4 a 6 horas, y en pacientes con disfunción orgánica la frecuencia de medición debe ser horaria. La medición de la presión intraabdominal puede descontinuarse cuando los factores de riesgo para hipertensión intrabdominal hayan desaparecido o el paciente no tenga signos de disfunción orgánica, y los valores de presión intraabdominal estén por debajo de 10 a 12 mmHg por 24 a 48 horas.

Anatomía Básica. [1] [3] [15] [64]

Hay cinco tipos estructurales anatómicamente distintos asociados con la cavidad abdominal que pueden estar sujetos a los cambios de volumen y pueden modular la presión intrabdominal. [13] [36] [45] [64]

1) En los órganos intrabdominales sólidos como el hígado y bazo, los cambios son generalmente lentos y pueden inducir la hipertensión abdominal crónica.

2) Las vísceras huecas pueden aumentar agudamente su tamaño durante la inflamación traumática o infecciosa u obstrucción del intestino.

3) La sangre y los vasos linfáticos pueden contribuir de manera aguda al desarrollo de la hipertensión abdominal cuando el paciente es cargado con un

exceso de fluidos. Esto es lo que ocurre de manera más probable durante la resurrección con cristaloides por choque hipovolémico y cirugía abdominal.

4) El propio peritoneo puede absorber grandes cantidades de fluido cuando está inflamado. Consiste en una sola capa exterior de células del mesotelio de arquitectura variante, una media capa de tejido conjuntivo vascularizado suelto, y una capa interna de estructuras de la fascia (fascia de Gerota, fascia de Denonvilliers, el proceso vaginalis, la membrana frénico-esofágica). [11]

5) La hendidura peritoneal (el espacio entre el peritoneo visceral y parietal) puede aumentar por la acumulación de fluido, debido a superproducción o la salida reducida de la vía diafragmática. Además, este espacio aumenta de volumen iatrogénicamente cuando la cavidad abdominal se condensa con gasa para la hemostasia. [11] [23] [45] [64]

En la realidad clínica es difícil de atribuir los aumentos de volumen específicamente a cualquiera de estas cinco estructuras. El edema peritoneal, la dilatación de los intestinos, tumores, o las acumulaciones de fluidos son las razones principales para el aumento del volumen intrabdominal.

El peritoneo comprende una área total de aproximadamente 1.8 m2. Cubre todos los órganos intestinales y la pared abdominal, el diafragma, el retroperitoneo, y la pelvis. Cuando con la inflamación el peritoneo aumenta solo 0,5 centímetros de espesor, el edema inflamatorio peritoneal puede absorber aproximadamente 9 L de fluido (1,8 m2 = 18,000 cm2 x 0,5 centímetro que espesa = 9,000 ml). Debido a su área de superficie grande, el peritoneo reacciona rápidamente a las irritaciones y a la lesión, formando un edema inflamatorio, así como trasudados y exudados, dentro de un tiempo corto. Este proceso extenso produce aumento el volumen y la presión abdominal. [1] [3] [15] [64]

Hipertensión Intrabdominal. Definición

Por consenso, la hipertensión intrabdominal (HIA) se define como el aumento patológico, persistente o repetido, de la PIA ≥ 12mmHg. Borre Naranjo la define como : elevación patológica, sostenida o repetida de la PIA > 12 mmHg, que da lugar a trastorno funcional del contenido abdominal y los órganos extraabdominales, [1] [73][74] y Andrew et al como una elevación patológica sostenida o repetida de la PIA igual o mayor a 12 mmHg en tres mediciones en tomas de 1 a 6 horas y/o presión de perfusión abdominal, definida como la presión arterial media menos la PIA (PPA = PAM-PIA) de 60 mmHg o menos en mínimo dos mediciones estandarizadas entre 1 y 6 horas. [1] [3] Si las mediciones de la PIA son > a 20 mmHg la WSACS sugiere mediciones de la PIA cada cuatro horas, y mientras el paciente se encuentra en estado crítico evitar la excesiva reanimación con fluidos y optimizar la perfusión de órganos.

Sin embargo, se desconoce el nivel de PIA que puede generar efectos negativos sobre la microcirculación intestinal, la perfusión renal o el compartimento torácico. Recientemente, algunos autores consideran que el umbral crítico de HIA debería ser una PIA ≥ 20mmHg de forma mantenida. [71]

Por su parte el síndrome compartimental abdominal (SCA) se define como la presencia de una PIA > 20mmHg, con o sin PPA < 60mmHg, asociada a una nueva disfunción o fracaso de órganos. [24]   La definición del síndrome compartimental abdominal generalmente aceptada cumple con la siguiente triada:

a. Estado patológico causado por incremento agudo de la presión intraabdominal entre 20 a 25 mmHg.

b. Disfunción orgánica o diferentes complicaciones.

c. Efecto benéfico posterior a la descompresión intrabdominal. [73]

El síndrome compartimental abdominal es la progresión natural de los cambios orgánicos inducidos por la hipertensión intraabdominal. El valor de presión intraabdominal que define el síndrome compartimental abdominal está sujeto a debate, ya que ningún valor absoluto de la misma se relaciona con disfunción e insuficiencia orgánica. [6] [8] [18] [44]

Con base en los estudios más recientes de hipertensión intrabdominal-síndrome compartimental abdominal, con una modificación de la clasificación original de Burch y colaboradores, es apropiado estratificar a los pacientes con elevación de la presión intraabdominal y guiar el tratamiento clínico. [71] [73]

De acuerdo con el nivel de PIA, la HIA se clasifica en 4 grados de severidad, con implicación pronostica:

➢ Grado I. 12-15 mmHg

➢ Grado II. 16-20 mmHg

➢ Grado III. 21-25 mmHg

➢ Grado IV. > 25 mmHg[73]

De acuerdo con la duración, la HIA se clasifica en

➢ Hiperaguda: elevación de la PIA que duran unos pocos segundos o minutos, como resultado de la risa, el esfuerzo, la tos, estornudos, la defecación o la actividad física.

➢ Aguda: elevación de la PIA durante un período de horas; se observa principalmente en pacientes quirúrgicos como resultado de un traumatismo o hemorragia intraabdominal.

➢ Subaguda: elevación de la PIA que ocurren durante un período de días y es la forma más encontrada en pacientes con patología médica.

➤ Crónica: elevación de la PIA que se desarrolla durante un período de meses (es decir, embarazo) o años (obesidad mórbida [9-14 mmHg], tumor intraabdominal, etc.) [73]

El SCA se clasifica en 3 tipos acorde a su fisiopatología

- SCA primario: se produce debido a una patología abdominopélvica, como traumatismo penetrante, hemorragia intraperitoneal, pancreatitis.

- SCA secundario: se produce debido a condiciones que no son originadas en la región abdominopélvica, como por ejemplo gran volumen de reanimación, lesiones por quemaduras.

- SCA recurrente: se produce después del tratamiento con éxito de un episodio anterior de SCA [73]

Epidemiología

La Peritonitis en pacientes posquirúrgicos es una entidad clínico quirúrgica que registra una elevada morbimortalidad. Este proceso patológico es un problema habitual en los servicios quirúrgicos donde causa entre 11 y 14% de los ingresos y el 2,8% de las operaciones en general. En los servicios de emergencias, el 2% de los enfermos se atienden por esta afección. Los pacientes con peritonitis llegan a representar el 2,5 % de todos los ingresos de pacientes críticos. Uno de cada cuarenta enfermos graves padece una infección peritoneal. Asimismo, esta constituye el 25% de todas las sepsis. La mortalidad como ya se señalo, en la actualidad continúa teniendo cifras altas con tasas que oscilan entre 8 y 60% [71] [73] [75] [81]

La incidencia media de HIA en pacientes críticos es de 30%-35%, en pacientes con patología médica su incidencia es de 19,8%-20%, en pacientes quirúrgicos de urgencia es del 30%-39,4%

Malbrain[5] et al evaluaron la prevalencia de la HIA en el paciente crítico en su estudio multicéntrico y reportaron que, al ingreso en la UCI, el 32% de los pacientes tenían PIA > 12 mmHg, con una incidencia de HIA del 30% y un 4% de SCA. En el estudio de Vidal et al., realizado en un solo centro con 93 pacientes, se encontraron hallazgos similares: la HIA se presentó en 31% de los pacientes al ingreso en la UCI y el 33% desarrolló HIA durante la estancia en la UCI a los 7 días. Hong y cols. en estudio realizado en una Unidad de Cuidados Intensivos de Trauma encontraron una incidencia del aumento en la PIA del 2 % y SCA del 1 %, encontrando que el SCA se desarrolló siempre en pacientes post laparotomizados y que el 50 % de los pacientes que desarrollaron SCA fallecieron. La mortalidad varía del 48 % al 68 %, llegando al 100 % si no es tratado. [71] [73] [75] [81]

En Cuba, Se realizó un estudio de serie de casos de 286 pacientes laparotomizados que ingresaron en la Unidad de Cuidados Intensivos del Hospital General «Vladimir Ilich Lenin» (Holguín), entre el 4 de marzo de 1999 y el 29 de enero del 2003. El objetivo fue describir el comportamiento de la edad, sexo, diagnóstico al ingreso, frecuencia de complicaciones intrabdominales posoperatorias y el resultado al egreso de estos pacientes. Según el APACHE II, la escala pronóstica de gravedad fue de 13,1. Las principales causas del ingreso fueron peritonitis (34,9 %) y politraumatismos (19,52 %). Encontramos complicaciones posoperatorias en el 32,5 % de los pacientes. La presión intraabdominal en los pacientes complicados fue de 14,94 ± 4,88 cm H_2O, mientras que en los pacientes que no tuvieron complicaciones fue de 11,67 ± 4,63 cm H_2O (F = 31,4948; p < 0,05). Hubo 94 fallecidos (32,8 %) y su presión intraabdominal fue de 14,22 ± 5,18 cm H_2O En cambio, en los sobrevivientes la presión fue de 12,07 ± 4,74 cm H_2O (F = 12,2824; p < 0,05). [78] En 2012, la mortalidad por peritonitis en la UCI del Hospital "Vladimir Ilich Lenin" de Holguín era de 59,2%. En otras instituciones de salud del país, en años recientes, se situó entre 19,3 % y 47,5 %.En el Hospital Camilo Cienfuegos en estudio realizado en el año 2015 se estudiaron 45 casos de peritonitis secundaria, encontrando predominio de los pacientes de 60-74 años, del sexo femenino, con una estadía de 3-7 días. [78] Los principales antecedentes patológicos personales fueron la hipertensión y la diabetes mellitus. La mayoría de los pacientes fueron operados de urgencia y fue la etiología perforativa la que predomino en el grupo estudiado. Más de la mitad de los casos desarrolló disfunción múltiple de órganos durante su estadía en la sala de terapia .La laparotomía a demanda fue el método más utilizado para la decisión de la reintervención y la letalidad fue del 47%, [78] En la UCI del Hospital General Provincial "Camilo Cienfuegos" de Sancti Spíritus en el período comprendido entre Enero-Diciembre de 2017. La muestra fueron 42 pacientes operados vía abdominal con 20 o más años de edad el 28,57% de los pacientes tenía 70 o más años, el 64,28% eran masculinos, el 33,33% fue operado por tumor abdominal, el 95,23% operado de urgencia, el 61,90 tenía una PIA grado I, el 47,61% necesitó relaparotomía, el 55% de ellos con PIA grado II, el 52,23% no presentó complicaciones, en el 60% de los reintervenidos se normalizó la PIA después de esta, el 65% de los reintervenidos falleció cifra que continua alta, al compararla con la literatura nacional e internacional por lo que todavía representa un azote en los servicios de cirugía y cuidados intensivos.

Manejo

a) Tratamiento profiláctico (nuestras recomendaciones):

— Realizar una hemostasia cuidadosa.

— Drenaje oportuno de colecciones intrabdominales.

— Manipulación visceral gentil.

— Aportar solamente el volumen necesario de fluidos EV, incluyendo el aporte de electrolitos.

— El uso apropiado de sondas para descompresión intestinal (sonda nasogástrica, sonda rectal, etc.).

— Evitar los cierres a tensión, dejar abdomen "abierto" si necesario o evaluar el uso de cierre temporal de contención con material protésico, por ejemplo: la "bolsa de Bogotá".

— Mediciones seriadas frecuentes de PIA en pacientes de riesgo.

— No realizar la reducción brusca de hernias muy voluminosas de la pared abdominal.

b) Tratamiento médico:

Admisión en unidades de cuidados intensivos.

— Medidas médicas aplicables a los pacientes con HTA y SCA

- • Mantener una adecuada PPA > de 50 mmHg.

- Mejorar la ventilación y el aporte de oxígeno.

- Tratar los defectos de la coagulación.

- Mantener un relleno vascular adecuado sin exceder el aporte de fluidos.

- Lograr mantener una diuresis adecuada aún con el apoyo de diuréticos.

- Hemofiltrado/ultrafiltrado venoso continúo.

Mejoramiento de la adaptabilidad de la pared abdominal ("compliance"):

- Sedación y analgesia.

- Bloqueo neuromuscular.

- Posición corporal: posición en decúbito supino con elevación de la cabecera de la cama a 20 °.

- Evacuación del contenido intraluminal a través de terapia descompresiva y agentes proquinéticos.

c) Tratamiento quirúrgico: La descompresión abdominal es el tratamiento del SCA sintomático establecido, y los pacientes con SCA primario o secundario suelen responder bien, ya que después de ella disminuyen las cifras de PIA y mejoran las alteraciones fisiopatológicas. La decisión de descomprimir el abdomen debe tomarse con mucha cautela. Según *Castellanos, Piñero y Fernández,* esta puede indicarse ante la presencia de una serie de circunstancias, como son: el fracaso del tratamiento médico, valores de PIA ≥de

20 mmHg con un pHimg de ≥7,32, la imposibilidad de mantener una PPA > de 50 mmHg, y especialmente cuando haya datos clínicos iniciales de síndrome de disfunción múltiple de órganos (SDMO). La descompresión temprana tiene una mortalidad más baja que cuando se hace con compromiso respiratorio y/o elementos del SDMO.

La apertura del abdomen en la misma cama de la sala de Cuidados Intensivos debe ser considerada en aquellos pacientes con inestabilidad hemodinámica y que no deban ser movilizados al quirófano en estas condiciones. No debemos olvidar que el cierre del abdomen después de cualquier proceder asociado a lesión visceral con una hemorragia profusa tratada o no con empaquetamiento, con un estado de choque hemorrágico que haya necesitado el aporte de un volumen masivo de fluidos por vía endovenosa, sumado al marcado edema visceral y retroperitoneal resultante, presupone la aparición de altas cifras de PIA pero a su vez tampoco se debe olvidar que estos mismos pacientes pueden desarrollar un SCA fulminante, por tanto, desde el mismo momento del cierre primario del abdomen se necesita hacer una evaluación muy cuidadosa y un seguimiento muy estrecho. [71] [73] [75] [81]

Un cierre apretado de la pared abdominal en estas situaciones puede empeorar el daño tisular, promover la infección, causar fascitis necrotizante, dehiscencia de las aponeurosis y evisceración, lo que conlleva a un resultado fatal.

Se deberá utilizar la técnica de descompresión más adecuada según una evaluación individual de cada paciente. Se ha empleado el cierre de piel con pinzas erinas, puntos totales de polietileno, sutura solamente de piel, entre otros recursos, a pesar de ello, sigue siendo una alternativa el dejar el abdomen abierto, aún a sabiendas de que esta alternativa técnica se acompaña de una alta tasa de complicaciones [73] [80] tales como fístulas intestinales, adherencias y eventraciones. El dejar el abdomen totalmente abierto fue la primera opción de tratamiento tras la descompresión abdominal por HIA/SCA pero, teniendo en cuenta la alta tasa de complicaciones citadas se han buscado otras alternativas tales como las técnicas de cierre provisional o cierre de contención [76]:

— La cobertura tipo "bolsa de Bogotá": bolsa de polivinilo que generalmente se sutura al plano aponeurótico.

— El *set* de cierre temporal abdominal o parche de Wittmann: consta de dos láminas de un polímero de alta resistencia, una de ellas perforada para facilitar la exudación y otra adhesiva que permite el sellado y la abertura, suturándose ambas a la fascia.

— Cierre temporal con prótesis artificiales: mallas de marlex, cierres de cremalleras, superficies adherentes, suturas de retención, etcétera.

— Vacuum pack: colocación de bolsa de polivinilo fenestrada, sin suturar, por encima de ella dos tubos de drenaje con salida en sentido cefálico, apósito de poliuretano o compresas húmedas y cubriendo la piel con adhesivo plástico tipo Vi-drape® o Steri-drape®.

— La malla bicapa irreabsorbible de polipropileno biocompatible con cara interna recubierta de silicona entre otras técnicas. [71] [73] [75] [81]

CAPITULO II .PLANIFICACIÓN DE LA INVESTIGACIÓN, METODOLOGÍA UTILIZADA EN EL PROCEDER INVESTIGATIVO, DISEÑO METODOLÓGICO.

Se realizó un estudio observacional analítico de cohorte longitudinal con el objetivo de determinar la relación entre valores de la presión intrabdominal y complicaciones asociadas en pacientes posquirúrgicos que ingresaron en la UCI del Hospital Provincial General ¨Camilo Cienfuegos de Sancti Spíritus en el período comprendido entre el 1 de enero del 2017 al 1 de diciembre de 2018.

Población y Muestra

Ambas fueron coincidentes y la conformaron 73 pacientes operados vía abdominal con 18 o más años de edad y que ingresaron en la UCI, por lo que la muestra fue de tipo intencional.

Criterios de inclusión: Todos los pacientes mayores de 18 años de edad que ingresaron en la UCI posterior a ser intervenidos quirúrgicamente por patología abdominal en período dicho previamente

Criterios de exclusión:

a) Pacientes con contraindicaciones para la medición de la Presión Intrabdominal, (vejiga neurogénica, traumatismo uretral).

b) Embarazadas

c) Pacientes con obesidad mórbida (IMC > 30)

d) Pacientes quemados

e) Pacientes que por alguna razón no se le pueda colocar una sonda vesical.

Variables:

Variables dependiente: Presencia de una cirugía abdominal previa.

Variables independientes: Edad, sexo, diagnóstico primario, tipo de cirugía realizada, niveles de PIA, complicaciones, necesidad de reintervención y estado al egreso.

Operacionalización de las variables independientes.

Variable	Tipo	Definición Operacional	Escala	Indicador
Edad	Cuantitativa Discreta	Años completos cumplidos	• 18-29 • 30-39 • 40-49 • 50-59 • 60-69 • ≥ 70	Rango de Edad.
Sexo	Cualitativa Nominal Dicotómica	Según sexo somático	• Masculino • Femenino	Biológico.
Diagnóstico primario	Cualitativa Nominal Politómica	Se refirió al diagnóstico que conllevó a realizar la cirugía abdominal	• Herida por arma blanca • Oclusión por Bridas • Pancreatitis Aguda	Diagnóstico.

			• Tumor Abdominal • Divertículo Perforado • Rotura Esplénica • Otros	
Tipo de Cirugía	Cualitativa Nominal Dicotómica	Se refirió a si la cirugía fue inmediata al diagnóstico o no	• Urgente • Electiva	Cirugía.
Presión Intrabdominal (PIA)	Cualitativa Ordinal	Se refirió al grado de la PIA según clasificación internacional Los valores fueron la media de la PIA en cada paciente PIA: Presión de la cavidad abdominal	• Grado I • Grado • Grado III • Grado IV	PIA

		medida por Método de Kron indirecto transvesical susceptible de elevarse en determinadas enfermedades intraabdominales y que se clasifica, según consenso internacional, en grados acorde al valor medido: < 12 mmHg normal Grado I. 12 – 15 mmHg Grado II. 16 –20 mmHg.		

		Grado III. 21 –35 mmHg		
		Grado IV. > 35 mmHg		
Necesidad de Reintervención Quirúrgica	Cualitativa Nominal Dicotómica	Se refirió a si el paciente tuvo que ser relaparotomizado	• Si • No	Conducta.
Complicaciones	Cualitativa Nominal Politómica	Se refirió a las complicaciones detectadas después de la cirugía abdominal inicial	• Peritonitis • Absceso Abdominal • Evisceración • Fallo de Múltiples órganos • Shock Séptico • Otras Sepsis • Otras • Ninguna	Complicacio nes.
Estado al Egreso de la UCI	Cualitativa Nominal Dicotómica	Se refirió al estado vital del paciente al ser egresado de la UCI	• Vivo • Fallecido	Estado al egreso.

Procedimientos para la recolección de la información.

Como instrumento para la obtención del dato primario se confeccionó un modelo de recolección de la información (planilla de vaciamiento) la cual se muestra en el anexo 1, en correspondencia con las variables a estudiar, que permitirá registrar la información tomada como fuente para la obtención de los datos de los expedientes clínicos e informes operatorios de los pacientes operados de cirugía abdominal que ingresaron en la UCI durante el periodo ya señalado.

Procedimientos para el procesamiento de la información:

Los datos se procesarán por el paquete estadístico SPSS versión 11,0 en computadora VIT, sistema operativo Windows 7.

El procesamiento estadístico de la información se realizará por métodos de estadística descriptiva, tales como distribuciones de frecuencia y estadígrafos de tendencia central y dispersión muestrales.

Los datos se presentarán en tablas estadísticas y se empleará el software Excel del paquete de Microsoft Office XP, se llegará a conclusiones y se realizarán recomendaciones que permitan dar salida a los objetivos del trabajo y respuesta al problema.

Consideraciones éticas.

La investigación se realizó previa autorización de la Dirección, del Comité de Ética Médica y Consejo Científico de la Institución Hospitalaria. Los datos personales de los pacientes no fueron ni serán revelados ni serán publicados. La investigación respetó los postulados de la ética y tuvo como objetivo esencial el puramente científico, sin afectaciones del medio ambiente, ni riesgos predecibles. La información obtenida no será empleada para otros fines fuera del marco de la investigación.

CAPÍTULO 3. ANÁLISIS Y DISCUSIÓN DE LOS RESULTADOS OBTENIDOS EN EL PROCESO DESCRIPTIVO.

Durante el período que comprendió la investigación fueron ingresados en la UCI del Hospital Provincial "Camilo Cienfuegos" de Sancti Spíritus un total de 73 pacientes intervenidos quirúrgicamente por causa abdominal a los que se les monitoreó, vía transvesical, la presión intrabdominal como parte de su evolución post operatoria para establecer la relación de la misma con las complicaciones y la mortalidad en estos. Para dar salida al objetivo 1, los resultados se muestran en las tablas 1, 2, y 3.

Tabla 1. Distribución de los pacientes laparatomizados según grupos de edades y sexo. Hospital General Camilo Cienfuegos. Unidad de cuidados intensivos. Sancti Spíritus 2017-2018

EDAD (AÑOS)	SEXO				TOTAL	
	MASCULINO		FEMENINO			
	No	%	No	%	No	%
18-29	3	3.95	1	1.37	4	5.48
30-39	5	6.84	2	2.73	7	9.59
40-49	8	10.95	5	6.84	13	17.80
50-59	9	12.32	6	8.21	15	20.55
60-69	11	15.06	5	6.84	16	21.92
≥ 70	10	13.70	8	10.95	18	24.66
Total	46	63.01	27	36.99	73	100

Fuente: Historias Clínicas $\bar{X}$ edad: 55.42 ± 15.20 años

Se muestra la distribución de los casos según edad y sexo; donde puede apreciarse que la mayoría de los pacientes laparatomizados tenía 70 o más años para un 24.66% (18 casos) con una media de edad de 55.42 ± 15.20 años a los que siguieron los comprendidos entre los 60 y 69 años (16 casos; 21,92%), lo que puede deberse a que estos adultos mayores son más susceptibles de ser diagnosticados con afecciones abdominales, generalmente obstructivas y la presencia de cuadros clínicos más solapados, por ser pacientes inmunocomprometidos y mayor número de comorbilidad. Avilés Cruz [78] en estudio realizado en Santiago de Cuba encuentra que la mayoría de los pacientes operados de abdomen, tenía 60 o más años de edad, similar al resultado que muestran Medina Sombert [54] en el Hospital Saturnino Lora de Santiago de Cuba e Hidalgo Vallejo [81] en el Hospital Vicente Corral Moscoso de Cuenca, Ecuador; coincidiendo con estos autores. Sin embargo, Mesa Izquierdo [83] en estudio realizado en la provincia de Artemisa muestra mayoría de pacientes entre los 40 y 49 años, Solorzano [79] en el Hospital "Luis Vernaza" en Ecuador, encuentra en estos casos una edad media de 59 años, Medrano Montero [12] en estudio realizado en el Hospital "Vladimir Ilich Lenin" de la provincia de Holguín encontró como grupo mayoritario el comprendido entre los 15 y 35 años y Reyes de la Paz[68] en estudio realizado en la Habana del 2005 a 2007 una edad media de 48 ± 6,2 años, no coincidiendo el resultado obtenido en este estudio con el de los citados autores.

La edad es muy variada en los casos que requieren una laparotomía, sea urgente o electiva, y dependerá probablemente del estilo de vida y distribuciones poblacionales, aunque hay que tener presente que a medida que avanza la edad, es más elevada la incidencia de los procesos neoplásicos, que son muchas veces, la principal causa de intervenciones quirúrgicas abdominales. [60] [61]

Respecto al sexo existió en la serie un predominio del sexo masculino, ya que fueron laparotomizados y atendidos en la UCI 46 hombres (63,01%), lo que puede estar relacionado con el estilo de vida que practican los de este sexo, donde están más expuesto a factores de riesgo que pueden desencadenar una afección que sea tributaria de una laparotomía. Medina Sombert [54] en el Hospital Saturnino Lora de Santiago de Cuba, Reyes de la Paz [68] en el Instituto

Superior de Medicina Militar "Dr. Luis Díaz Soto" en la Habana y Aragón Palmero [44] en el Hospital "Antonio Luaces Iraola" en Ciego de Ávila así como Hidalgo Vallejo [81] en un estudio realizado en el Hospital Vicente Corral Moscoso de Cuenca, Ecuador encontraron en sus respectivos estudios predominio del sexo masculino, coincidiendo con el resultado de este estudio. Sin embargo Amador Fraga [82] y Guerra Padilla [80] en estudios realizados en Mayabeque y Ciego de Ávila respectivamente, hallan en sus series predominio del sexo femenino.

Diferentes autores como Reyes de la Paz [68] en el Instituto Superior de Medicina Militar "Dr. Luis Díaz Soto" de La Habana, Balogh Z, Jones [69] y McKinley [71] ambos en estudios realizados en Norteamérica han encontrado también una franca supremacía de los hombres en sus respectivas series, lo cual pudiera explicarse por el hecho de que gran parte de estos pacientes fueron operados por hemorragias intrabdominales atribuibles a accidentes del tránsito, heridas con armas blancas o determinadas conductas sociales de los varones, que suelen ser los más afectados por este tipo de trauma, aunque el autor quiere señalar que este no es una explicación plausible para la serie de esta investigación, y que en realidad no se encuentra en la literatura consultada una explicación de certeza para el predominio de este sexo.

Tabla 2. Diagnóstico primario en pacientes laparatomizados. Hospital General Camilo Cienfuegos. Unidad de cuidados intensivos. Sancti Spíritus 2017-2018

Diagnóstico Primario	No	%
Herida por arma blanca	2	2.74
Oclusión por Bridas	12	16.44
Pancreatitis Aguda	11	15.07
Tumor Abdominal	**38**	**52.06**
Divertículo Perforado	1	1.37
Rotura Espl	4	5.48
Otros	5	6.84
Total	73	100

Fuente: Historias Clínicas

Diversos son los diagnósticos que obligan a realizar una intervención quirúrgica abdominal. Al analizar en la serie de casos de este estudio, como se aprecia en la tabla 2. El mayor número de los pacientes se debió a la presencia de una tumoración abdominal (fundamentalmente tumores de colon), cuyo diagnóstico se hizo en 38 enfermos (52.06%), lo que, en opinión del autor, se relaciona con la edad de la mayoría de los casos, edades donde aumenta la incidencia de este tipo de tumor, muchos de los cuales son diagnosticados cuando producen síntomas, generalmente oclusivos, por lo que se necesita una intervención de urgencia, para la cual no ha existido preparación prequirúrgica, el paciente se encuentra más deteriorado por el cuadro agudo, por lo que requieren ser atendidos en unidades de cuidados intensivos, debido a la alta morbimortalidad que producen.

Hidalgo Vallejo [81] en un estudio realizado en el Hospital Vicente Corral Moscoso de Cuenca, Ecuador, encuentra que el diagnóstico primario de mayor incidencia fue el abdomen agudo oclusivo; Rubio González [77] en el Hospital "Luis Vernaza", también de Ecuador, halla que el mayor porcentaje lo representó la obstrucción intestinal, coincidiendo con los resultado de esta serie. Por su parte, Guerra Padilla [80] en el Hospital Provincial "Dr. Antonio Luaces Iraola" en Ciego de Ávila. muestra a la perforación intestinal y el hemoperitoneo como los principales diagnósticos preoperatorios; Mesa Izquierdo [83] en el Hospital General Docente "Comandante Pinares" de San Cristóbal, Artemisa halla como principal diagnóstico etiológico de abdomen agudo quirúrgico a la apendicitis aguda con 122 casos (61 %) y Solorzano [79] en el Hospital "Luis Vernaza" en Ecuador observó que un 41,86 %, presentaron abdomen agudo perforativo y un 30,23%, abdomen agudo obstructivo, por lo que hay discrepancia al comparar con los resultados de estos estudios.

Algunas literaturas reportan que la apendicitis es la patología de resolución quirúrgica más frecuente, y muchos pacientes son intervenidos presentando complicaciones, aunque esto varía en dependencia de las poblaciones y sus características.

La mayoría de las intervenciones abdominales se realizan mediante procederes de urgencia. El análisis en la muestra estudiada del tipo de operación realizada respecto al momento de tomar la decisión de hacerlo se muestra en la Tabla 3.

Tabla 3. Tipo de operación en pacientes postquirúrgicos Hospital General Camilo Cienfuegos. Unidad de cuidados intensivos. Sancti Spíritus 2016-2018

Tipo de Operación	No	%
Electiva	15	20.55
Urgente	58	79.45
Total	73	100

Fuente: Historias Clínicas

Puede verse que en la mayoría de los casos el proceder fue de urgencia (58 casos; 79,45 %), lo que nos indica que la decisión de la cirugía se realiza al acudir el paciente a la unidad de urgencias con manifestaciones clínicas que permiten el diagnóstico de la afección y que indican la necesidad de resolución inmediata de la misma por la amenaza vital que representa, pero que representan un elevado riesgo de complicaciones, tanto intra como post operatorias. El autor opina predomina el tipo urgente de cirugía , ya que la muestra se enmarca en una unidad de cuidados intensivos, con criterios de ingreso específicos, según la gravedad de la afección, y los pacientes que son sometidos a una cirugía abdominal de urgencia, muchas veces cursan con elementos de gravedad, no solo por la etiología del cuadro, sino que se asocian a estos cuadros abdominales agudos, manifestaciones de insuficiencia respiratoria, shock, desequilibrios hidroelectrolítico, que lo hacen tributario de admitirse en una unidad de este tipo. Reyes de la Paz [68] en el Instituto Superior de Medicina Militar "Dr. Luis Díaz Soto" de La Habana encontró que en el 67,8% de sus casos la operación fue de tipo urgente; también diferentes autores como Avilés Cruz[78] en estudio realizado en Santiago de Cuba y Guerra Padilla [80] en estudio realizado en Ciego de Ávila muestran una mayor frecuencia de operaciones de urgencia en los pacientes que después presentan complicaciones con PIA elevada, por lo que se coincide con los resultados que muestran esos autores consultados.

Para darle salida al objetivo 2, se muestra la tabla 4.

Tabla 4. Clasificación de la presión intrabdominal en pacientes postquirúrgicos Hospital General Camilo Cienfuegos. Unidad de cuidados intensivos. Sancti Spíritus 2017-2018

PIA(mmHg) Grados	No	%
< 12 (Normal)	7	9.59
12-15 (I)	45	61.64
16-20 (II)	17	23.29
21-35 (III)	3	4.11
≥ 36 (IV)	1	1.37
Total	73	100

Fuente: Historias Clínicas $\bar{X}$ PIA 15.24 ± 5.20 mmHg

En la tabla se muestra la determinación de la PIA, en este estudio fue de 12 mmHg o mayor en 66 casos de los 73 operados con predominio de casos con valores entre 12 y 15 mmHg (grado I) con 45 casos para un (61.64 %).con una media de 15.24 ± 5.20 mmHg.

Solorzano [79] en el hospital "Luis Vernaza" en Ecuador halla, que el 51,16% presentó PIA grado I y Márquez Pedraza [84] en estudio realizado en nuestro país en 2009 lo encontró en el 54% de sus pacientes, siendo coincidente el resultado de este estudio con el hallado por los estos autores. Contrariamente, Hidalgo Vallejo [81] en un estudio realizado en el Hospital Vicente Corral Moscoso de Cuenca, Ecuador encontró en su estudio que la mayoría de los pacientes tenía una PIA grado II, resultado similar al reportado por Medina Sombert [54] en el Hospital Saturnino Lora de Santiago de Cuba. Las mediciones seriadas de la PIA no sólo sirven para vigilar la aparición de hipertensión intraabdominal y del síndrome del compartimiento abdominal (SCA), sino que permite diagnosticar precozmente una serie de complicaciones intrabdominales que requieren tratamiento quirúrgico urgente. [64] Sin duda, la importancia de determinar presencia de HIA y sus grados en los pacientes críticos quirúrgicos, por su implicación en una mayor gravedad de los pacientes y por tanto, mayor riesgo de muerte, conduce necesariamente a monitorizar las distintas funciones orgánicas con el objetivo de optimizarlas al máximo y evitar la evolución al fallo multiorgánico. [67]

Los valores de la PIA es uno de los parámetros a monitorizar en los pacientes post quirúrgicos, ya que alerta sobre la aparición de complicaciones y facilita la toma de la decisión de reintervenir. Al relacionar los valores de la PIA y la necesidad de reintervención quirúrgica en los casos de la serie de esta investigación, damos salida al objetivo 3, en la Tabla 5.

Tabla 5. Necesidad de reintervención quirúrgica y su correlación con los grados de la PIA. Hospital General Camilo Cienfuegos. Unidad de cuidados intensivos. Sancti Spíritus 2017-2018

Grados de PIA (mmHg)	Necesidad de Reintervención Quirúrgica				Total	
	SI		No			
	No	%	No	%	No	%
< 12	2	2.74	5	6.85	7	9.61
12-15 (I)	7	9.61	38	52.05	45	61.65
16-20 (II)	15	20.84	2	2.74	17	23.30
21-35 (III)	3	4.10	0	0	3	4.10
≥ 36 (IV)	1	1.34	0	0	1	1.34
Total	28	38.35	45	61.65	73	100

Fuente: Historias Clínicas   Exacta de Fisher 17.554 p 0.002

Como se puede mostrar, se determinó que de los 28 pacientes que necesitaron reintervención en 19 existía una PIA entre mayor de 15 mmHg (26.03 %) mientras que en los que no la necesitaron solo 2 (2,74%) presentaba este valor y 52 (71,26 %) mantuvo valores menores de 15 mmHg, lo que denota que el aumento de la PIA informa de la presencia de complicaciones que necesitan una nueva exploración quirúrgica para su resolución y mejorar el estado del paciente. Al aplicar la prueba exacta de Fisher se pudo comprobar que existe una dependencia estadística significativa entre valores de la PIA por encima de 15 mmHg y la relaparatomización del paciente (p 0.002), Guerra Padilla [80] en estudio realizado en Ciego de Ávila halla que los pacientes que necesitaron ser reintervenidos, presentaron niveles de PIA significativamente superiores (p < 0,05) que aquellos donde no fue necesario la relaparotomía; por su parte, Hutchins, [7]en Londres; Ghimenton [13]en Sudáfrica y Balogh [3] en Estados Unidos han encontrado asociación entre el incremento de la PIA y la presencia de complicaciones abdominales que requieren una relaparotomía, coincidiendo el resultado que se muestra en esta investigación con el de los autores consultados.

La elevación de la PIA durante el postoperatorio es expresión de graves complicaciones en los pacientes. Por otra parte se plantea que este indicador debe tenerse presente en el momento de decidir el cierre definitivo del abdomen en el paciente quirúrgico. [77] La relaparotomía ha logrado reducir la PIA en los pacientes con hipertensión intrabdominal mediante la descompresión y el lavado amplio de la cavidad para eliminar los mediadores de la inflamación que se encuentran activos en su interior. [78] La presencia de una PIA más alta en los pacientes con complicaciones intrabdominales no es un hecho fortuito. En la literatura internacional también han encontrado asociación entre el incremento de la PIA y la presencia de complicaciones abdominales que requieren una relaparotomía.[79] [81]

El objetivo 3 se desarrolla en la Tabla 6.

Tabla 6. Presión intrabdominal y complicaciones en pacientes postquirúrgicos. Hospital General Camilo Cienfuegos. Unidad de cuidados intensivos. Sancti Spíritus 2017-2018

Tipo de Complicación	N (< 12 mmHg)		12-15 mmHg (I)		16-20 mmHg (II)		21-35 mmHg (III)		≥ 36 mmHg (IV)		Total	
	No	%	No	%	No	%	No	%	No	%	No	%
Peritonitis	0	0	1	1.37	3	4.11	0	0	0	0	4	5.48
Absc Abdom	0	0	3	4.11	2	2.74	0	0	0	0	5	6.85
Evisceración	0	0	0	0	1	1.37	0	0	0	0	1	1.37
Shock Sépt	0	0	4	5.48	5	6.85	1	1.37	0	0	10	13.70
Fallo Multiorg	0	0	0	0	2	2.74	2	2.74	1	1.37	5	6.85
Otras Sepsis	1	1.37	3	4.11	1	1.37	0	0	0	0	5	6.85
Otras	1	1.37	2	2.74	2	2.74	0	0	0	0	5	6.85
Ninguna	5	0	32	43.84	1	1.37	0	0	0	0	38	52.05
Total	7	9.61	45	61.65	17	23.30	3	4.11	1	1.37	73	100

Fuente: Historias Clínicas   Exacta de Fisher 15.512 p 0.076

Como puede ser observado la mayoría de los casos con PIA grado I no presentaron complicaciones (32 casos; 43.84%) y cuando aparecieron con estos valores fue el shock séptico el predominante (4 casos; 5,48%), mientras que en el grupo con grado de PIA II la casi totalidad presentó complicaciones (16 casos de 17; 94,12%) y un solo caso no tuvo (1,37%), resultado que demuestra que a medida que los valores de la PIA ascienden mayor incidencia de complicaciones se produce. En este grupo con PIA grado II hubo predominio de las complicaciones sépticas (5 casos con shock séptico para el 6.85% y 6 casos con otras sepsis para el 8,23 %, resultando que las sépticas representaron el 64.71% de las complicaciones en este grupo de enfermos) a las que siguió el fallo multiórgano en 2 casos (2,74%),En el grupo de pacientes con PIA grado III el 100% presentó complicaciones 1 con shock séptico (1.37%) y 2 con disfunción múltiple de órganos (2.74%) en el paciente con PIA grado IV se observó como complicación el fallo multiorgánico quedando evidenciando que las complicaciones severas, con alta probabilidad de muerte, son más frecuentes con los valores elevados de la PIA. Al establecer la relación entre el tipo de complicación y el grado de la PIA, el estadígrafo exacto de Fisher no mostró dependencia estadística (p 0.076). Medrano y colaboradores [12] en estudio realizado en el Hospital "Vladimir Ilich Lenin" de la provincia de Holguín encontraron que las infecciones intrabdominales fueron las causas de ingreso y de complicaciones postoperatorias más frecuentes, con asociación significativa entre estas y los valores de la PIA. Reyes de la Paz [68] en el Instituto Superior de Medicina Militar "Dr. Luis Díaz Soto" de La Habana se encuentran complicaciones en el 46,5% de sus casos con elevaciones importantes de la PIA y Matos Tamayo [82] encontró que la mayoría de las complicaciones post quirúrgicas con elevación de la PIA fueron las sépticas, especialmente el absceso intrabdominal. Según el resultado obtenido en este estudio se coincide con el resultado que muestran los autores consultados.

Las complicaciones infecciosas, producen incrementos de la PIA por edema de las asas intestinales y aumento del contenido abdominal provocado por la trasudación capilar durante la respuesta inflamatoria. Según Cheatham [6] en un estudio realizado en el Orlando Regional Medical Center de Estados Unidos valores medios de PIA por debajo de 15 cm de agua, prácticamente «asegura» que no habrá complicaciones intrabdominales en estos pacientes. En cambio, una cifra por encima de este valor será un foco de alarma que motive al médico de cabecera a la búsqueda de otras evidencias más sólidas de la existencia de complicaciones dentro el abdomen, o por lo menos, a una reevaluación más frecuente del paciente. La descompresión quirúrgica del abdomen se debe considerar con presiones de más de 25 mmHg, aún sin evidencia clínica del SCA.

A continuación en la tabla 7, se muestra la letalidad y su correlación con la PIA, para concluir el objetivo 4 de este estudio.

Tabla 7. Mortalidad en relación a la presión intrabdominal. Hospital General Camilo Cienfuegos. Unidad de cuidados intensivos. Sancti Spíritus 2017-2018

Estado al Egreso	Grados de PIA										Total	
	N (< 12 mmHg)		12-15 mmHg (I)		16-20 mmHg (II)		21-35 mmHg (III)		≥ 36 mmHg (IV)			
	No	%	No	%	No	%	No	%	No	%	No	%
Vivo	5	6.85	26	35.62	2	2.74	0	0	0	0	33	45.21
Fallecido	2	2.74	19	26.02	15	20.55	3	4.11	1	1.37	40	54.79
Total	7	9.59	45	61.64	17	23.29	3	4.11	1	1.37	73	100

Fuente: Historias Clínicas   Exacta de Fisher 23.517 p 0.056

En la Tabla 7 se muestra el resultado del análisis del estado al egreso, respecto a letalidad según valores de la PIA, Puede ser visto que de los pacientes que presentaron PIA ≥ 12, 38 pacientes fallecieron lo que representa el 52,05% de estos, por lo que la letalidad puede ser considerada elevada; respecto a los valores de la PIA se pudo determinar que el 100% de los que tenían valores por encima de 20 mmHg fallecieron (4 casos de 4); de los 7 casos con PIA normal , fallecieron 2 (28,57%) y de los 45 con PIA grado I, 19 fallecieron (42,22%), lo que pudiera estar relacionado con la ocurrencia de otras complicaciones médicas. Al establecer la relación entre los valores de la PIA en estos casos y el estado al egreso, el estadístico exacto de Fisher no mostró dependencia estadística, lo que conduce a plantear que la alta mortalidad de estos casos puede deberse a otras complicaciones y no dependen solamente de los valores de la presión intrabdominal, pero al establecer el riesgo de muerte en estos casos se halló que los pacientes con PIA superior o igual al grado II tienen un riesgo de muerte de casi tres media veces respecto a los que tengan un grado I o valores normales (OR 3,48; 0.29-31.06 LC 95%).

Malbrain y otros [48] en un estudio realizado en Bélgica han observado que la PIA al ingreso de los pacientes laparotomizados, que sobreviven, es menor que la de los pacientes con un resultado desfavorable y Filgueiras y otros [11] en un trabajo realizado en el Hospital Universitario Clinicoquirúrgico «Dr. Gustavo Aldereguía Lima» de Cienfuegos también han encontrado asociación entre la PIA elevada, las complicaciones intrabdominales y un resultado desfavorable.

Núñez Martinez[19] en estudio realizado en Cuba halla que a mayor PIA mayor índice de letalidad, por lo que se coincide con el resultado de este autor consultado. Al igual Amador Fraga [82] en un estudio realizado en el Hospital General Docente "Aleida Fernández Chardiet" del municipio Güines en la provincia Mayabeque encuentra fallecidos con cifras altas de PIA aunque solo cuando los grados de la PIA eran III y IV, mientras que Solorzano [79] en el Hospital "Luis Vernaza" en Ecuador encuentra que los pacientes con PIA elevadas son los que aportan más fallecidos, similar a lo reportado por Medrano Montero[12] en estudio realizado en el Hospital "Vladimir Ilich Lenin" de la provincia de Holguín por lo que el resultado de este estudio coincide con los de los autores citados.

Conclusiones.

En este estudio se muestra que un predominio de los pacientes graves, con cirugía abdominal y elevación de la Presión Intrabdominal, eran adultos mayores, del sexo masculino, la mayoría fueron operados de urgencia y la principal causa de la cirugía primaria la constituyó el síndrome tumoral abdominal. El mayor porciento de los casos cursó con cifras de PIA tras la cirugía menor de 15 mmHg, de los cuales la mayoría no necesitaron relaparotomía ni presentaron complicaciones y egresaron vivos

El mayor número de los pacientes, que fueron reintervenidos quirúrgicamente y presentaron complicaciones, principalmente sépticas, tenían PIA igual o superiores al grado II.

En la investigación se encontró relación estadística entre valores elevados de la PIA, la necesidad de relaparotomía y la aparición de complicaciones, entre estas una alta mortalidad de los casos, principalmente con valores de PIA mayores a 15mmHg.

ANEXO 1

MODELO DE ENTREVISTA

Paciente: _____

Edad._____.

Sexo_____.

Edad_____.

Historia Clínica N°._____.

Servicio: _____.

Medición de la Presión Intrabdominal en el postoperatorio inmediato:

_____.

Valor de la PIA: _____.

_____

_____

Enfermedad Primaria que Requirió la Primera Intervención Quirúrgica_____.

Tipo de cirugía: Electiva:_____ Urgente:_____

Shock Séptico: Si_____ No_____

DMO: Si_____ No_____

Estado al Egreso: Vivo_____ Fallecido_____

Complicaciones presentadas: _____

_____

_____

ANEXO 2

Referencias Bibliográficas

1. Kron IL, Harman PK, Nolan SP. The measurement of intraabdominal pressure a criterion for abdominal re-exploration. Ann Surg. 1984 Jan;199(1):28-30.

2. Sugrue M. Abdominal compartment syndrome. Curr Opin Crit Care. 2005;11:333-8.

3. Balogh Z, McKinley BA, Holcomb JB, Miller CC, Cocanour CS, Kozar RA, et al. Both primary and secondary abdominal compartment syndrome can be predicted early and are harbingers of multiple organ failure. J Trauma. 2003;54:848-59.

4. Soler Morejón C. Presión intraabdominal y sepsis. Rev Cubana Med. 2001;40(1):45-9.

5. Malbrain M, Cheatham M, Kirkpatrick A, Sugrue M, Parr M, DeWaele J . Results from the International Conference of Experts on Intra-abdominal Hypertension and Abdominal Compartment Syndrome. I. Definitions. Intensive Care Med. 2006 Nov;32(11):1722-32.

6. Cheatham ML, Safcsak K. Intraabdominal pressure: a revised method for measurement. J Am Coll Surg. 1998;186:594-95

7. Hutchins RR, Gunning MP, Lucas DN, Allen-Mersh TG, Soni NC. Relaparotomy for Suspected Intraperitoneal Sepsis After Abdominal Surgery. World J Surg. 2004 Feb;28(2):137-41

8.Peralta R, Genuit T, Napolitano LM, Guzofski S. Peritonitis and Abdominal Sepsis. [serial on the Internet] Cited 2006 July 11. Available at: http://www.emedicine.com/med/topic2737.htm.

9. Uggeri FR, Perego E, Franciosi C, Uggeri FA. Surgical approach to the intraabdominal infections. Minerva Anestesiol. 2004 Apr;70(4):175-9.

10.Steven LL, Anderson JT, Kraut EJ, Wisner DH, Wolfe BM. A simplified approach to the Diagnosis of Elevated Intraabdominal Pressure. J Trauma. 2002;52:1169-72.

11. Filgueiras Ramos B, Bembibre Taboada R, Corona Martínez LA. Monitoreo de la presión intraabdominal (PIA) en el paciente quirúrgico grave. Rev Cubana Cir. 2001;40(1):18-23.

12. Medrano ME, Medrano OE. Respuesta inflamatoria en procesos infecciosos intraabdominales. Reacción en cadena. [en línea] COCMED. 2002;6(3). Disponible en: www.cocmed.sld.cu/no63/n63rev1.htm

13. Ghimenton F, Thomson SR, Muckart DJ, Burrows R. Abdominal Content Containment: practicalities and outcomes. Br J Surg. 2000;87(1):106-9.

14. O´Mara M, Slater H, Goldfard IW, Caushaj P, Molina P. prospective, randomized evaluation of intra-abdominal pressures with crystalloid and colloid resuscitation in burn patients. J Trauma. 2005;58:1011-8.

15. Liolios A, Oropello JM, Benjamin E. Gastrointestinal complications in the Intensive care unit. Clin Chest Med. 1999;20(2):329-44.

16. Ivatury RR, Porter JM, Simon RJ, Islam S, John R, Stahl WK. Intraabdominal hypertension after life threatening penetrating abdominal trauma: prophylaxis, incidence and clinical relevance to gastric mucosal pH and abdominal compartment syndrome. J Trauma. 1998;44(6):1016-21.

17. Ivankovich AD, Miletich DJ, Albrecht RF, Heyman HJ, Bonnet RF. Cardiovascular effects of intraperitoneal insufflations with carbon dioxide and nitrous oxide in the dog. Anesthesiology. 1975;42:281.

18. Malbrain MLNG, Chiumello D, Pelosi P. Incidence and prognosis of intraabdominal hypertension in a mixed population of critically ill patients: A multiple-center epidemiological study. Crit Care Med 2005; 33:315-22.

19. Núñez Martinez JF, Almeida Alfonso MH, Gómez Castellanos R. Determinación de la presión intraabdominal en la evolución postoperatoria de la cirugía abdominal. RevCubMedIntEmerg. 2015.14(3):28-41

20. Bartels H. Postoperative complications--what is often? What is rare? Kongressbd Dtsch Ges Chir Kongr. 2001;118:332-5.

21. Balogh Z, McKinley BA, Cocanour CS. Secondary abdominal compartment syndrome is an elusive early complication of traumatic shock resuscitation. Am J Surg. 2002;184:538-44.

22. Moore EE, Burch JN, Franciose RJ, Offner PJ, Biffl WL. Staged Physiologic restoration and damage control surgery. W J Surg 1998;22(12):1184-90.

23. Richard A. Watson, Thomas R. Howdieshell. Abdominal Compartment Syndrome. South Med Jour 1998;91(4):326-32..

24. Schulman CI. Abdominal Compartment Syndrome: Mimicking Sepsis. Infect Med. 2000;17(11):746-57.

25.Holzheimer RG, Dralle H. Paradigm changes in 30 years peritonitis treatment? A review on source control. Eur J Med Res 2001; 6:161-168.

26.Schein M. Re-laparotomies and laparostomy for infection. In: Schein's common sense emergency abdominal surgery. Springer Verlag: Heidelberg, NY; 2000.

27.Mayberry JC. Beside open abdominal surgery. Utility and wound management. Crit Care Clin 2000; 16:222-8.

28.Bochka K. Prognostic scoring systems to predict outcome in peritonitis and intra-abdominal sepsis. Br J Surg 1997; 84:1532-4.

29.Wittmann DH. Staged abdominal repair: Development and current practice of an advanced operative technique for diffuse suppurative peritonitis. Acta Chir Austriaca 2000; 32:171-178.

30.Chávez Pérez JP. Sepsis abdominal. Rev Asoc Mex Med Crit Ter Int Jul-Agos 2002; 16(4):124-135.

31.Expósito-Expósito M, Aragón-palmero FJ, Curbelo-Pérez R, Pérez-Assef J, López flores MA. Manejo de las peritonitis graves nuestra experiencia con Abdomen abierto (1994-1998) y con Relaparotomías programadas (1999-2000). Cir ciruj ene-feb 2002; 70(1):31-35.

32.Hau T, Ohmann C, Wolmershauser A, Wacha H, Yang Q. Planned relaparotomy vs relaparotomy on demand in the treatment of intro-abdominal infections. The Peritonitis Study Group of the Surgical Infection Society-Europe. Arch Surg 1995; 130:1193-6.

33.Dunn DL, Barke RA, Ahrenholz DH, Humphrey EW, Simmons RL. The adjuvant effect of peritoneal fluid in experimental peritonitis. Mechanism and clinical implications. Ann Surg 1984; 199:37-43.

34.Schein M, Paladugu R. What's new in pathophysiology of peritonitis? Acta Chir Austriaca 2000; 32:162-166.

35.Polk HC Jr, Fry DE. Radical peritoneal debridement for established peritonitis. The results of a prospective randomized clinical trial. Ann Surg 1980; 192:350-355.

36.Laue Noguera LM, Lopez Abreu MA, Risco Cortez RE, Equivel Ledesma JI. Morbimortalidad por disfunción orgánica múltiple en niños gravemente enfermos. Rev Asoc Mex Med Crit Ter Int Ene-Feb 2002; 16(1): 5-11.

37.Blas Macedo J. Esteroides en shoque séptico. Un encuentro con ritos del pasado. Rev Asoc Mex Med Crit Ter Int Mar-Abr 2002; 16(2):58-62.

38.Pérez cruz R. La importancia de la energía en el estado de choque y sepsis. Rev Asoc Mex Med Crit Ter Int Sept-Oct 2002; 16(5):165-169.

39.Carrillo Esper R. Modulación genética de la respuesta inflamatoria sistémica en sepsis. Rev Asoc Mex Med Crit Ter Int May-jun 2001; 15(3):92-95.

40.Barkun J, Christou NV. CAGS Evidence Reviews in surgery group. Efficacy and safety of recombinant human activated protein C for severe sepsis. Can J Surg dec 2003; 46(6):468-470.

41.Olvera Guzmán CI, Vázquez García MA, Martínez Sánchez J, Elizalde González JJ, Franco Granillo J. Efectos hemodinámicas y ventilatorios de la presión intraabdominal. Rev asociación mexicana terapia intensiva cuidados críticos May-Jun 2000; 14(3): 90-96.

42.Schein M, Decker GA Gastrointestinal fistulas associated with large abdominal wall defects: experience with 43 patients Br J Surg 1990; 77:97-100.

43.Gracias VH, Braslow B, Johnson J, Pryor J, Gupta R. Abdominal Compartment Syndrome in the Open Abdomen. Arch Surg. 2002 Nov;137(11):1298-300.

44.Aragón Palmero FJ, Curbelo Pérez R, Candelario López R, Hernández Hernández. Nuevos conceptos en Cirugía: Síndrome del Compartimiento Abdominal. Rev Cubana Cir. 1999;38(1):29-30.

45.Coombs HC. The mechanism of the regulation of intra-abdominal pressure. Am J Physiol En: Carrillo Esper R, Salina Ruiz S, Téllez Morales Ma. de los A. Tema de reflexión: Síndrome de compartimiento abdominal en el enfermo grave. Rev Fac Med UNAM. 2001;44(1):9-15.

46.Burch JM, Moore EE, Moore FA, Franciose R. The Abdominal Compartment Syndrome. Surgclinic of North Amer. 1996;76(4):833.

47. Yukioka T, Muraoka A, Kanai N.Abdominal compartment syndrome after damage-control surgery: patophysiology and decompression of intrabdominal pressure. Nihon Geka Gakkai Zasshi. 2002 Jul;103(7):529-35.

48. De Laet IE, Malbrain M. Current insights in intra-abdominal hypertension and abdominal compartment syndrome. Med Intensiva. 2007 Mar;31(2):88-99.

49. Castellanos G, Piñero A, Fernández JA. La hipertensión intraabdominal y el síndrome compartimental abdominal: ¿qué debe saber y cómo debe tratarlos el cirujano?. Cir Esp. 2007;81(1):411.

50. Iberti TJ, Kelly KM, Gentili DR, Hirsch S, Benjamín A. Simple technique to accurately determine intraabdominal pressure. Criticare medic. 1987;15:1140.

51. Caldwell CB, Ricotta JJ. Changes in visceral blood flow with elevated intra-abdominal pressure. J Surg Res. 1987 Jul;43(1):14-20.

52. Lucas CE, Ledgerwood AM. Physiology of colloid-supplemented resuscitation from shock.J Trauma. 2003;54:75-81.

53. Lucas CE, Crawford RS. Discontinuance of resuscitation after injury. Panam J Trauma. 2004;11(2):7-12.

54. Medina Sombert IG, Granado Hormigó AE, Naranjo Vargas Y, Piñera Martínez M, Valle Díaz S del. Evaluación de la presión intrabdominal en pacientes laparotomizados en la Unidad de Cuidados Intensivos durante el 2001. MEDISAN [serie en internet]. 2002 [citado 1 dic 2012];6(3)[aprox 7 p]. Disponible en: http://bvs.sld.cu/revistas/san/vol6_3_02 /san04302.htm

55. De Cleva R, Pinheiro da Silva F, Zilberstein B, Machado DJV. Acute renal failuredueto abdominal compartment syndrome: report on four cases and literature review. Rev. Hosp Clín Fac Med (S. Paulo). 2001;56(4):123-30.

56. Caballero López A. Efectos de la ventilación mecánica sobre órganos y sistemas. En: Caballero López A. Terapia Intensiva. t II. Cap. 35. La Habana: Editorial de Ciencias Medicas; 2007. p. 476-8.

57. Carrillo Esper R, Salina Ruiz S, Téllez Morales Ma. de los A. Tema de reflexión: Síndrome de compartimiento abdominal en el enfermo grave. Rev Fac Med UNAM. 2001;44(1):24-5.

58.Cleva R de, Pinheiro da Silva F, Zilberstein B, Machado DJ. Acute renal failure due to abdominal compartment syndrome: report on four cases and literature review. Rev Hosp Clín Fac Med (S. Paulo). 2001;56(4):123-30.

59. Vega Rivera F, Milán JC, Castillo Jiménez M, Larrinua Regalado G, Zamudio Enciso I, et. al. Tratamiento de la sepsis abdominal postraumática con técnica de abdomen abierto. Trauma. 2001;4(3):103-9.

60.Iñaguazo SD, Astudillo A MJ. Abdomen abierto en la sepsis intraabdominal severa. Una indicación beneficiosa. Rev Chilena de Cirugía. 2009;61(3):294-300.

61.Postier RG, Squires RA. Acute abdomen. En: Courtney TM. Sabiston Textbook of Surgery. 18th. ed. Philadelphia: Elsevier Inc; 2008.p.430-43.

62. Rubio SN, García PK, Echevarría del RC, Canino CK. Síndrome compartimental abdominal: aspectos de interés. Medisur. 2004;2(1):103-6.

63. Aragón FJ, Curbelo RP, Candelario RL, Hernández JM. Nuevos conceptos en cirugía: síndrome del comportamiento abdominal. Rev Cubana Cir. 1999;38(1):30-6.

64. Graff LGT, Robinson D. Abdominal pain and emergency department evaluation. Emerg Med Clin North Am. 2001;19:123-36.

65.Silen W. Cope's Early Diagnosis of the Acute Abdomen. 21st ed. New York: Oxford University Press; 2005.p.162-73.

66. Perri SG, Altilia F, Pietrangeli F. Laparoscopy in abdominal emergencies. Indications and limitations. Chir Ital. 2002;54:165-78.

67. Malbrain MLNG. Different techniques to measure intra-abdominal pressure (IAP): time for a critical re-appraisal. Intensive Care Med. 2004;30:357-71.

68 Reyes de la Paz Alexander, Lombardo Vaillant Ariel, Rubio Olivares Doris Yisell. Valor predictivo de la presión intra-abdominal en el diagnóstico de complicaciones posoperatorias abdominales. RevCubMed Mil [Internet]. 2007 Dic [citado 2018 Abr 20] ; 36(4): . Disponible en:

http://scielo.sld.cu/scielo.php?script=sci_arttext&pid=S0138-65572007000400003&lng=es

69. Balogh Z, Jones F, D'Amours S, Parr M, Sugrue M. Continuous intra-abdominal pressure measurement technique. Am J Surg. 2004;188:679-84.

70. Ahmad TA, Shelbaya E, Razek SA. Experience of laparoscopic management in 100 patients with acute abdomen. Hepatogas 2001;48:733-6.

71. Balogh Z, McKinley BA, Holcomb JB, Miller CC, Cocanour CS, Kozar RA, et al. Both primary and secondary abdominal compartment syndrome can be predicted early and are harbingers of multiple organ failure. J Trauma. 2003;54:848-59. Discussion 59-61.

72. Brown MA, Birchard KR, Semelka RC. Magnetic resonance evaluation of pregnant patients with acute abdominal pain. Semin Ultrasound CT MR. 2005;26:206-11.

73. Cademartiri F, Raaijmakers RH, Kuiper JW. Multidetector row CT angiography in patients with abdominal angina. Radiographics. 2004;24:969-84.

74. Cobben LP, Groot I, Haans L. MRI for clinically suspected appendicitis during pregnancy. AJR Am J Roentgenol. 2004;183:671-5.

75. Hanbidge AE, Buckler PM, O'Malley ME. From the RSNA refresher courses: imaging evaluation for acute pain in the right upper quadrant. Radiographics. 2004;24:1117-35.

76. Steven LL, Anderson JT, Kraut EJ, Wisner DH, Wolfe BM. A simplified approach to the Diagnosis of Elevated Intraabdominal Pressure. J Trauma. 2002;52:1169-72.

77. Bartels H. Postoperative complications--what is often? What is rare? Kongressbd Dtsch Ges Chir Kongr. 2001;118:332-5.

78. Avilés Cruz Pura. Cuidados Intensivos en peritonitis grave. 2017;02 15 http://tesis.sld.cu/index.php?P=FullRecord&ID=1

79. Solorzano Loor WR, Alvarado Mattos JL. Características epidemiológicas de la hipertensión intraabdominal y el síndrome compartimental en pacientes post-quirúrgicos críticos por abdomen agudo. Universidad de Especialidades Espíritu Santo Facultad Dr. Enrique Ortega Moreira de Ciencias Medicas. Tesis Final. Especialidad Cirugía General. 2017. Disponible en: http://repositorio.uees.edu.ec/123456789/1667

80. Guerra Padilla JC, Iglesias Almanza NR, Salinas Batista M, Tejidor Bello DM. Variaciones de la presión intraabdominal en pacientes laparotomizados ingresados en la UCI de Ciego de Ávila. MEDICIEGO 2014;20 (Supl.2).

81. Hidalgo Vallejo MS. Presión intra abdominal (PIA) y complicaciones en pacientes postquirúrgicos por abdomen agudo ingresados en la unidad de cuidados intensivos (uci).hospital Vicente Corral MNoscosoCuenca. 2015 (Tesis para el Título de Especialista en Cirugía general) Universidadde Cuenca. Facultad de Ciencias Médicas Cuenca- Ecuador. 2016

82. Amador Fraga Y, López Martín E, Concepción Quiñones L. Reintervenciones quirúrgicas abdominales. Medimay [revista en Internet]. 2013 [citado 2018 Abr 18];19(3):[aprox. 11 p.]. Disponible en: http://revcmhabana.sld.cu/index.php/rcmh/article/view/606.

83. Mesa Izquierdo Orlando, Ferrer Robaina Horlirio, Travieso Peña Gelvy, Mato Ramos Yem Agustín, González Martínez Emilio Michel. Comportamiento de la presión intrabdominal en el abdomen agudo quirúrgico. Rev Cubana Cir [Internet]. 2017 Sep [citado 2018 Abr 18] ; 56(3): 1-10. Disponible en: http://scielo.sld.cu/scielo.php?script=sci_arttext&pid=S0034-74932017000300004&lng=es

84. Márquez Pedraza, Raimy, Gutiérrez Gutiérrez, Luisa, Hernández Toboso, Igor, Rodríguez Delgado, Rolando B., Navas Igarza, Jacinto, Ramos García, Inés Yaumara, Presión intrabdominal y síndrome compartimental abdominal en pacientes graves de una unidad de cuidados intensivos polivalentes. Panorama Cuba y Salud [en linea] 2009, 4 (Enero-Abril) : [Fecha de consulta: 21 de abril de 2018] Disponible en:<http://www.redalyc.org/articulo.oa?id=477348937002> ISSN 1995-6797

85. Matos Tamayo Modesto Elmer, Wendy Gousse, Rodríguez Fernández Zenén. Caracterización de las reintervenciones en cirugía general. MEDISAN [Internet]. 2013 Jun [citado 2018 Abr 22] ; 17(6): 890-901. Disponible en: http://scielo.sld.cu/scielo.php?script=sci_arttext&pid=S1029-30192013000600002&lng=es.

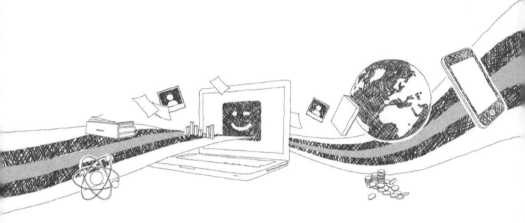
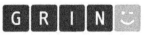